# 最後のカルテ記録

林 良彦

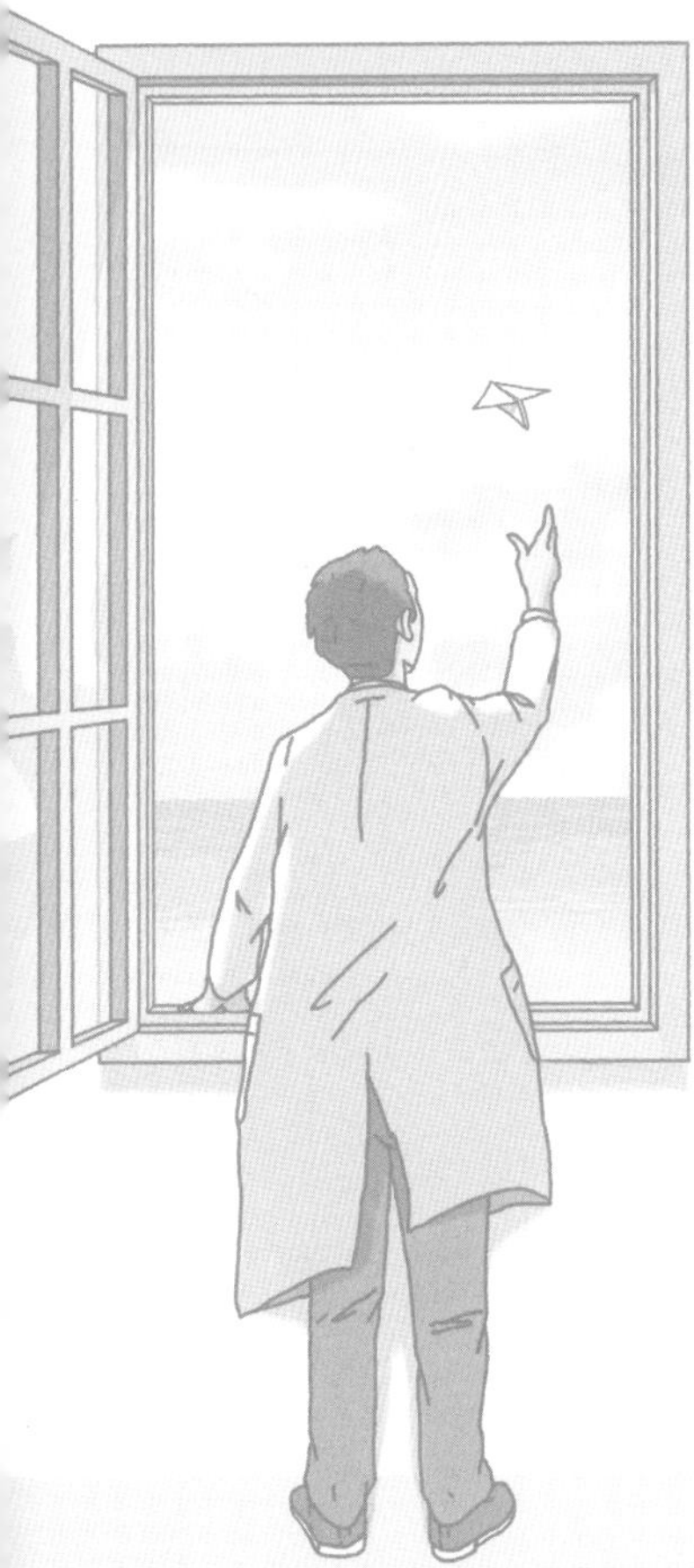

幻冬舎MC

# 最後のカルテ記録

目次

コラム

# はじめに

緩和ケア病棟の本来の目的は、身体の痛みや心の辛さなど、症状コントロールを通して穏やかに生きる〝生き方〟を支援する事です。決して死ぬ準備のために入院する病棟ではありません。一方、残念な事ですが多くの人々が緩和ケア病棟で亡くなっていくのも事実です。しかしどの死も全く同じ死に方というものはありません。ホスピス財団理事長の柏木哲夫先生は、『人は生きたように死んでいく』と話しています。最期の死に方はその人の生き方、人生の物語そのものです。筆者は緩和ケア医として緩和ケア病棟で働き、多くの死を目の前に見てきました。家族や友人に囲まれた穏やかな死もあれば、最期まで孤独で立ち会いもなく一人で亡くなっていく方もいます。

緩和ケア医をして良かったと思う瞬間が多々あります。一つは人間の〝底力〟即ち患者さん自身の強い精神力を感じる時、もう一つは〝家族の絆〟の強さ、美しさを感じる時です。ある家族はがんで療養中の両親の結婚記念日に、アルバムを贈呈していました。子供さん達3人が贈呈したアルバムのタイトルは、『家族のあゆみ　二人から始まった50年――感謝の気持ちを込めて――』です。また長年音信不通になっていた兄弟に連絡を取ると、すぐに駆けつけお互いに許し合って寄り添って頂いた事もありました。

患者さん自身も多くのパターンがあります。平凡な日常生活を一生懸命生きて、終末期の悲哀さを感じさせない方、最初から自分の死を受容している方、がんになるまでは気づかなかった多くの人々の支えがある事に気づいて穏やかになり自己成長していく方、『おしん』のようにひたすら我慢する方、最後まで自分の人生を貫こうとする頑固な方など様々です。どのタイプの患者さんが穏やかに死を迎えるか、方程式というものはありません。

ご家族も同様に愛する患者さんの死を納得している方、少しでも長生きしてもらいたくてがん治療を優先させる方、いつも通りにして欲しくて「食べろ、食べろ」と言ったり、歩いてトイレに行かせたりする方等々です。しかし最期には死を納得するしかありません。

こうして患者さん、そのご家族と関わりを続けていく中で、緩和ケア医が感じた感想や入院中に心に残ったエピソードを、死亡宣告した後、霊柩車までお見送りした後に『最後のカルテ記録』としてカルテの最後のページに記していました。どのように患者さんが亡くなっていったのか、看取りの現場がどのようになっているのかを皆様に知って頂きたいと思います。死は日常の事、誰にでも訪れる事、時には命よりも大切な事がある事、皆様の日常生活の中で死を考えるきっかけになればと思います。緩和ケアの祖、C・ソンダースも著書に記しています。『私達が死に逝く人自身から死について教えられる時、彼らが私たちに提示しているのは、人生の意味についての何かである。だから、この仕事の魅力に限りはない』*と。

死を考える事は生きる事を考える事です。緩和ケア病棟で過ごした患者さん、ご家族から生きる勇気を頂きませんか。

＊ナースのためのシシリー・ソンダース：ターミナルケア　死にゆく人に寄り添うということ　シシリー・ソンダース著、小森康永訳　北大路書房　２０１７年

# 第1章　凡事徹底　平凡な日常生活こそ一生懸命に生きる！

## 第1話　A氏　50代　女性　子宮体がん

Aさんはめまい、息切れなどの身体症状をきっかけに病院を受診しました。鉄欠乏性貧血と診断され内服治療を続けましたが、全く症状が改善しないため6ヶ月後に病院を変え婦人科を受診しました。不正性器出血もあった事からです。そこで初めて〝子宮体がん〟と診断されました。腫瘍摘出手術後に標準化学療法（注1）を3年間続けましたが、抗がん剤の効果がなくなり緩和ケアを紹介され、面談の結果、療養の場所は自宅、症状の経過観察は緩和ケア外来の受診と設定して緩和ケアをスタートしました。

人生の最終段階の患者さんとして治療医から紹介されたAさんとは、何と3年もの付き合いとなりました。外来では主に母親や妹さんが付き添って来院し30分枠の診療時間の中で、それ以上の時間を使ってAさんや家族の話を聴いていました。病気の話だけではなく、むしろ趣味の話、人生の話、光り輝いていた時の話、先週あった良い話、などを聴きます。我々も同じテーマで話します。その中で病気なんかに負けてたまるかと精神力が超一流である事を何度も感じました。骨盤の骨に転移があり放射線治療を受けた時、腰に過重負荷をかけない方が良い（歩かない方が良い）と治療医から忠告を受けましたが、リハビリを頑張り、病室では普通に歩いていました。在宅時には車で息子さんの送り迎えもしていた事からも精神力の強さがわかります。

３年の間には７度の入退院を繰り返しました。がん性疼痛のコントロールが目的で入院するのですが２週間もすると「入院に飽きたので家に帰りたい」と訴えていました。痛みは友達、がんだから当たり前と考えるような人でした。しかし最後は自分から入院したいと言って我々の緩和ケア病棟に入院してきました。

「Aさんとは３年もの長い付き合いでした。様々な思い出が走馬灯のようにめぐってきます。感じる事はなんと言っても凡事徹底です。当たり前の平凡な日常を一生懸命に生きる姿がとても魅力的でした。それが生命力溢れた印象を周囲に与えていました。その姿は一般市民にも勇気を与えるものと思い、地元新聞の記事にして頂きました。在宅時には周囲の友達の反響が大きかったと聞いています。また10人を超える医学部の学生さんにも問診訓練して頂きました。学生は一様にAさんの生命力に圧倒されていました。最期はいつもの母親、妹さん、そして一人息子さんに囲まれての立派な大往生と言うしかありません。往生というのは逝って生きるという意味です。身体は逝ったけど心はきっと家族を守ってくれるはずです。良かったですね。ゆっくりお休みください。」

（注１）標準化学療法：標準化学療法とは医師の経験や勘に裏打ちされず、大規模臨床試験の結果のエビデンスに基づいたその時点での最良の抗がん剤治療の事、永遠に標準というわけではない。

## 第2話　B氏　70代　男性　肺がん

Bさんは〝肺がん〟の最終段階として紹介を受け、療養の場所は自宅、症状の経過観察は緩和ケア外来の受診と設定しました。緩和ケア外来では趣味は釣りと庭園の仕事だという事がわかりました。県立高校の先生を早期退職して庭師のプロに弟子入りしたそうです。そして退職後、肺がんになる前にも食道がん、前立腺がんに罹患していた事もわかりました。この2つのがんを乗り越えた矢先の肺がんの発症でした。我々が外来で関わるようになって、この間5回ほど倦怠感や痛みの症状コントロールのため自宅と病院との往復を繰り返しました。6回目は倦怠感がピークとなり我々の緩和ケア病棟に入院となりました。

「Bさんは忘れられない患者さんの一人です。根っからの高校の先生でした。最初こそ『死ぬために緩和ケア病棟にやって来た』と話していましたが、緩和ケア病棟で生活しているうちに、何気ない毎日の朝陽のありがたさ、生きている事のありがたさに気がつき、自分で生きる道、役割を見つけました。生きている事の素晴らしさを実際に高校に行って命の授業を行ったのです。命の授業の感想文を読むとBさんの気持ち、考えが次の世代の高校生に通じていると思いました。その後も9人の仲間の支えで川に釣りに出かけました。水辺まで車椅子、携帯酸素ボンベを使用し、川の中では友人2人に両脇を支えられての釣りだったそうです。そして独自の釣り方を仲間に伝える事も出来ました。自分でも十分生ききったと思えるような生き方でした。最後には『がんにはなったが幸せだった』という言葉を残してくれました。皆から祝福された旅立ちでした。良かったですね。ゆっくりお休みください。」

こんな生き方がある事を主治医として全国に伝えたい気持ちから、家族には許可を頂いてB

さんの命の授業の様子や感想文をスライドにして全国で報告している事を付記します。

**第3話　C氏　50代　女性　乳がん**

Cさんは乳腺のしこりを自覚した事をきっかけに〝乳がん〟と診断されました。幸いに根治手術（注2）が可能で、手術後には補助化学療法（注3）を受けていました。しかし切除して4年目に骨転移で再発。7年目には肝転移、さらに肺転移も出現しました。再発がわかって以来7年間にわたり標準化学療法を続けましたが、最終的に抗がん剤の治療効果がなくなりBSC（注4）が良いと治療医から緩和ケアを勧められました。我々との面談の結果、療養の場所は自宅、乳がんの経過観察は緩和ケア外来受診と設定して緩和ケアを開始しました。在宅を開始して3ヶ月後に下肢の脱力と自制できない疼痛が増強してくるため、疼痛コントロール目的で我々の緩和ケア病棟に入院してきました。痛みの原因は骨転移によるがん性疼痛でした。

「Cさんとは129日間と長い付き合いとなりました。言語的にも非言語的にも十分コミュニケーションをとる時間が持てました。その中でCさんは乳がんなんかにへこたれない強い精神力を持っていました。平々凡々の緩和ケア病棟での生活ですが、孤独の時も笑顔を忘れませんでした。これがCさんの生きる支えですね。強い精神力は自分や家族に向けるだけでなく我々医療者にも心配りをして頂きました。ありがとうございます。印象的だったのは行きつけの美容院に出かけていって髪を染めてもらった事です。嬉しそうに鏡をのぞき込むCさんの顔の表情が忘れられません。もちろん家族の協力が必要でしたが、家族も熱心に手伝ってくれました。

2人の娘さん達と出かけられて良かったですね。Cさんの感謝の気持ちは家族にも十分伝わっていて、亡くなる1週間前から病室で付き添って頂きました。そんな中静かに穏やかに旅立つ事ができました。これもCさんの生き様ですね。良かったですね。ゆっくりお休みください。」

（注2）根治手術：がんを術者の目から見て肉眼的に根こそぎ切除する手術の事。顕微鏡的な面でも根こそぎ切除できたかは、わからない。

（注3）補助化学療法：根治手術後に顕微鏡的にしかわからない遺残したがんによる再発予防を目的とした化学療法の事。

（注4）ＢＳＣ（best supportive care）：がんに対する積極的な治療は行わず、がんによって引き起こされる辛い症状を和らげる治療に徹する事。

## 第4話　Ｄ氏　50代　男性　膵がん

Ｄさんは嚢胞性膵腫瘍と診断され悪性の可能性が高いために膵頭十二指腸切除術を施行しました。切除標本からやはり〝膵がん〟と診断されたため、術後に補助化学療法を経口内服薬で続けていました。1年後にリンパ節に再発したため今度は点滴で標準化学療法を開始しました。2年以上続けましたが白血球が少なくなる副作用が強く継続が困難となり、ＢＳＣとなって我々の緩和ケア病棟にやって来ました。

「Ｄさんは塾の先生で、子供が大好きでした。塾では教える事が上手で生徒たちに人気があったようです。実際、多くの生徒さんがお見舞いに来られました。自立心が強く病棟内の行事にも積極的に参加したり、自分でパンを焼いたり、医学生との問診訓練にも積極的に参加したりして良い時間を長く、１７８日間、緩和ケア病棟で過ごす事が出来ました。主治医の大学の野球部の後輩とＤさんとが宮崎の高校の同級生とわかり、病気の事だけでなく、いやむしろ病気以外の事に話が咲きました。自宅のリビングで生活するように最期まで自立心を保つ事が出来ました。愛する家族に見守られながら静かに永眠できて良かったですね。ゆっくりお休みください。」

## 第５話　Ｅ氏　40代　女性　外陰がん

Ｅさんは外陰部の腫瘤を自覚していましたが、医療機関を受診しませんでした。２年後に今まで出来ていた事ができなくなり、ほぼ寝たきり状態になって初めて救急外来を受診した結果、〝外陰がん〟の診断に至りました。放射線治療を施行しましたが、がんが治療に反応しないためＢＳＣとなって我々の緩和ケア病棟にやって来ました。

「Ｅさんは不思議な人でした。肺転移が破裂して気胸（注５）を合併しても、後腹膜に巨大な膿瘍を形成して発熱しても、痛みや怠さなど深刻な症状の訴えなく日常生活を繰り返していたからです。何度も何度も両親に生命の予後予測が短いと最後通告してからも頑張りました。頑張ったと思うのは我々医療者だけで、本人はいつも通りの日常だったかもしれません。最終的に１５２日間の時間を緩和ケア病棟で過ごして頂きました。何気ない日常生活を力一杯生きる事が大切なのだと改めて思い知りました。身体は病気でも心は病人ではなかったのですね。ありがとうございます。両親も積極的に看病してその両親の見守る中での永眠でした。良かったですね。ゆっくりお休みください。」

（注5）気胸：肺に穴があき、肺の空気が胸腔内に漏れる病態。これが起きると肺が虚脱し、呼吸困難や胸痛などの症状を引き起こす。

## 第6話　F氏　40代　女性　白血病

Fさんは生命の予後予測が3週間と告知された最終段階の〝白血病〟として紹介がありました。面談の結果、療養の場所は本人の意思を尊重して自宅、症状の経過観察は緩和ケア外来の受診と設定して緩和ケアをスタートしていました。生命の予後予測とされた3週間は過ぎましたが、さらにその2週間後に発熱・皮膚の点状出血斑（注6）の増大があり我々の緩和ケア病棟に入院となりました。

「Fさんは亡くなるその日の朝まで普通に家族と会話出来たほど平常心のすごい人でした。それも白血病に打ち勝とうという強い信念があったからだと思います。旦那さんが、『宗教心から病気の発見が遅れたけど、宗教心の力で終末期も平然としていられた』と感想を言っていました。家族3人の戦いはやっと終わりました。そしてEさんは100%旦那さんの元に帰っていきました。良かったですね。ゆっくりお休みください。」

（注６）点状出血斑：原因は様々だが、血液が血管の外で固まる凝固機能が不十分で出血しやすくなる。終末期の患者さんにこの出血傾向が現れると、いよいよ最終段階が近いと考える。

## 第７話　Ｇ氏　70代　男性　胆管がん

Ｇさんは腹膜播種（注７）を伴う最終段階の〝胆管がん〟として紹介を受け、面談の結果、療養の場所は自宅、症状の経過観察は緩和ケア外来の受診と設定して緩和ケアをスタートしました。２週間に１度、外来を受診して頂きましたが２ヶ月後に食欲不振、腸閉塞傾向となり我々の緩和ケア病棟に入院となりました。

「Ｇさんはまさに大往生でした。弁慶の討ち死にのように前向きになって死んでも倒れないほどの体力、精神力を持っていました。家族の支えも立派で、Ｇさんあってのこの家族ありと思わせてくれました。正月も外泊でき、良い時間を49日間緩和ケア病棟で過ごして頂きました。平凡な日常を力一杯一生懸命に生きる強い精神力が緩和ケア病棟でも長生きする条件の一つだと感じました。最期は家族に見守られながらの旅立ちでした。良かったですね。ゆっくりお休みください。」

（注７）腹膜播種：がんが転移する経路は３つ、血液の流れに乗った臓器転移（肝転移、肺転移など）、リンパの流れに乗ったリンパ節転移、そして腹膜播種のように種を蒔いたように散らばって転移する播種、播種を来

すと治療が困難となる。

## 第8話　H氏　70代　女性　腎がん

Hさんは腰背部痛をきっかけに〝腎がん〟と診断されました。標準化学療法を6ヶ月間繰り返しましたが効果はありませんでした。さらに化学療法を続行しましたが都合1年でBSCとなり我々の緩和ケア病棟にやって来ました。

「Hさんは人間性が立派で自ら道を切り開いていく人でした。友達も多く友達と外出して昼食してきたり、外泊して家族と過ごしたり81日間の緩和ケア病棟での生活を自宅の生活と同じように謳歌していました。亡くなる5日前もHさんが主催する昼食会を病棟で開いて友達を招待していました。今思うと、それがHさんの皆さんに対する感謝の気持ち、お別れの挨拶そのものだったのですね。本当に芯の強い立派な人でした。最期は力尽きましたが、家族が見守ってくれました。良かったですね。ゆっくりお休みください。」

## 第9話　I氏　60代　男性　肝がん

Iさんは20歳代の頃からアルコール性肝硬変で入退院を繰り返していました。40年後に〝肝がん〟がわかり肝切除手術を施行しました。しかし手術2年後に肺・骨転移で再発し化学療法などを続けてきましたが効果がなくBSCとなって我々の緩和ケア病棟にやって来ました。

「Ｉさんは48日間の緩和ケア病棟の生活の中で、最後まで外出したり、好きなものを食べたり、漫画を読んだりＩさんらしく過ごす事が出来ました。こんなちゃらんぽらん（？）な男に奥さんも子供さん達もＩさんに寄り添ってくれました。ちゃらんぽらんと思っていたのは主治医だけで家族にとっては良い父親だったのですね。Ｉさんは照れ屋で感謝の言葉など言う人ではなかったけれど、それでも家族が帰る時『ありがとう！』と言っていました。これがＩさんの底力であり、家族の絆ですね。良かったですね。ゆっくりお休みください。」

## 第10話　Ｊ氏　80代　女性　膀胱がん

Ｊさんは〝膀胱がん〟で治療医の治療を続けましたが、がんの進行から水腎症（注８）になっても皮膚の上から直接腎臓に穴を開ける腎瘻造設術などの観血的治療を望まず、ＢＳＣとなって我々の緩和ケア病棟にやって来ました。

「Ｊさんは自分ががん患者である事を我々にだけでなく、家族にも感じさせずに過ごしていました。入院当初は生命の予後予測は短いと感じましたが、生命の危機の度にそれを乗り越え、結局１９９日間の緩和ケア病棟での生活となりました。病室は自分の家の延長、居間として利用して下さいと告げていましたがその通り家族との団らんの場にして頂けました。質の高い緩和ケアは生命の予後をも延長する事を改めて実感しました。最期は大勢の家族に囲まれて静かな旅立ちでした。これもＪさんの生き様、人柄ですね。良かったですね。ゆっくりお休みください。」

（注8）水腎症：血液中の不純物を濾過して尿を作る腎臓の機能が、尿を送る管が詰まって腎臓の中、出口で尿がたまって障害される状態。

## 第11話　K氏　80代　女性　肺がん

Kさんは最終段階の〝肺がん〟として紹介を受け面談の結果、療養の場所を自宅、症状の経過観察を緩和ケア外来の受診と設定し緩和ケアをスタートしました。しかし自宅では思ったように生活できず閉じこもりがちとなり、倦怠感も増強してきた事から我々の緩和ケア病棟に入院となりました。

「Kさんは23日間の緩和ケア病棟の生活の中で自慢の梅干しを漬けたり、リハビリの一環で手料理を作ってスタッフに振る舞ったりと家と同じように過ごす事が出来ました。しかし良い時間は2週間ほどしか続かず、がんの進行から呼吸状態が悪化していきました。もうその日に呼吸が停止するかもと思われ、家族に生命の予後予測が日にちの単位、早ければ今晩中ですと告知してから、さらに7日後の旅立ちとなりました。Kさんが付き添っていた娘さんに、『病院では疲れるから家に帰っても良いよ』と話したばかりでした。娘さん思いですね。でも娘さんは帰らず、夏休みで大勢の家族に囲まれながらの旅立ちでした。良かったですね。ゆっくりお休みください。」

後で、漬けあがった梅干しをスタッフで美味しく頂いたことを付記します。

## 第12話　Ｌ氏　80代　男性　肝がん

Ｌさんは C 型肝炎、肝硬変から〝肝がん〟に進行し、ＴＡＥ（注９）や抗がん剤などの治療を重ねましたがいずれも効果がなく、最終段階の肝がんとして紹介を受けました。療養の場所は自宅、症状の経過観察は緩和ケア外来受診と設定していました。ある日、ボーッとしているＬさんに家人が気づき、家族が外来を受診させ肝性脳症（注10）の診断で我々の緩和ケア病棟に入院となりました。

「Ｌさんは本当に優しい人でした。家族には勿論のこと我々スタッフにも気を遣ってもらいました。亡くなる前日までいつもと同じように、朝の挨拶をしたり力強い握手を主治医としたりしてくれました。自分の寿命を受容していたようで、家族にも別れの挨拶や感謝の言葉を残した後、本当に静かで自然な最期でした。その姿に奥さんも娘さんも感激していました。良かったですね。ゆっくりお休みください。」

（注９）ＴＡＥ：肝動脈塞栓療法の事。がん細胞に栄養を供給している肝動脈を塞いで、選択的にがん細胞を死滅させる治療法。

（注10）肝性脳症：肝機能が悪化してくると、肝臓の解毒機能も悪化してアンモニアが蓄積される。意識障害などの脳機能障害を生じた状態。

Column ❶ 緩和ケアとは?

緩和ケアは個人で行うより組織だって多職種で行う方が効果的です。医師だけでなく臨床心理士、看護師、薬剤師、医療相談員、PT、OT、STのリハビリ職員、栄養士等々です。多くの職種と連携を取りながら協同して進めていくという意味です。そして、緩和ケア病棟の主役はなんと言っても現場の最前線で働く看護師さんであり多職種です。決して医師ではありません。臨床の現場で、誰かの役に立てると多職種が感じる時、それぞれが自分の事を認める事が出来ます。しかし、中にはすべてがうまくいくとは限らず、何も出来なかった、何の役にも立たなかった存在だと思う時もあります。松山ベテル病院の中橋恒先生は、『ケアの不全感は医療者の優しさと責任感があるからこそ起きる感情であり、医療者にとってケアの不全感を持つ事は、ある意味において健全で自然な事と言える』と述べています。

何も出来なかったと思ったとしても、心から自分を認めてくれる誰かとのつながりは、自分の存在を認める力になります。こんな時こそ医師の出番です。主治医が多職種の存在を感謝して、みんなのケアを認めて支える事です。同志社大学でバーンアウトを研究している久保真人先生は、ケアしていた患者さんが亡くなった時、『精一杯良いケアをしてあげましたという事を家族に伝え、快復して退院していく患者にも、不幸にして亡くなっていく患者にも、最後の瞬間まで良いケアが出来ていれば同じ達成感を感じて良い』[*1]と述べています。マザー・テレサも『何か役に立つ事が出来なくても、心を込めてケアする事は出来る』[*2]と述べています。緩和ケアの主役は看護師さんをはじめとした多職種ですが、チームを支える要は医師だと考えています。

人生の最終段階の患者さんは、頭ではわかっていても苦しみから周囲の人々を傷つける事があります。これが〝怒り〟となって入院中に表れた場合、この怒りは一般的に医師には向かわず、看護師さんやその他の職種に向かいます。医師は患者さんの苦しみもわかるし、看護師さんの苦しみも良くわかります。対応に苦慮した症例があり全国学会の事例検討で自分の悩みを訴え解決策を模索しましたが、当時は根本的な解決策が見つからず、患者さんを取るか看護師さんを取るかジレンマの狭間で医師として苦しんだ事もありました。今思えば何と幼稚なジレンマだったのかと思います。当時は患者さんの苦しみを「わかる人」にはなっていましたが、看護師さんの苦しみを「わかる人」になっていなかったのです。しかし、今では自信を持って言えます。どちらか一方に肩入れするわけにはいきませんが必要十分な話し合い、時間をとって患者さんの話を傾聴する以上に時間をとって看護師さんと話し合い、看護師さんの苦しみを「わかる人」になる事です。この支え合いこそ、これからの緩和ケアの世界で生きていく大きな力になると信じています。

＊１　第41回日本死の臨床研究会 主題講演：バーンアウトの肯定的考察
＊２　マザー・テレサ 日々のことば　いなますみかこ訳　女子パウロ会　２００９年

# 第2章　穏やかな心で

## 第13話　A氏　70代　女性　肺がん

　Aさんは初診時に〝進行肺がん〟と診断され、手術はできずに抗がん剤と免疫療法とを併用して治療してきました。9ヶ月後に次のレジメ（注11）で抗がん剤治療を施行する予定でしたが、本人が拒否して治療を中断し在宅に移行しました。この時点で我々に紹介があり面談の結果、療養の場所は自宅、症状の経過観察は緩和ケア外来の受診と設定しました。在宅開始3ヶ月後に全身状態が悪化して我々の緩和ケア病棟に入院となりました。

「Aさんに質問しました。『なぜAさんはいつも心が穏やかでいられるのですか？』答えは『自分の母親が最期まで穏やかだったので私もそうありたいのです』でした。その言葉通り、77日間の緩和ケア病棟での生活を静かに自然に穏やかに過ごしていました。最後も自分の意思で、鎮痛剤の選択や耐えがたい倦怠感に対する鎮静（注12）の適応を決めてくれました。未だかってこんな患者さんはいませんでした。見事です。こうして大勢の家族が見守る中で旅立ちました。これがAさんの生き様だったのですね。お疲れ様でした。ゆっくりお休みください。」

（注11）レジメ：抗がん剤の効果は抗がん剤の　①種類、②投与経路、③投与濃度によって決まる。大規模臨

床試験で①②③を一定にして一部分だけを変え比較対照試験した結果、エビデンスがある抗がん剤の組み合わせの事。一つのがん腫に、おおよそ４〜５つのレジメがある。

（注12）鎮静：治療抵抗性の倦怠感やがん性疼痛などに、他に治療法がなく鎮静が相応と判断された時に少し意識的に意識を落とす手段。意識を落とす事が目的ではなく、症状を緩和する事が目的。

## 第14話　Ｂ氏　60代　男性　胃がん

Ｂさんは吐血をきっかけに〝手術不能胃がん〟と診断されました。以後、抗がん剤治療を続けましたが、副作用が強く１ヶ月間で自ら治療の継続を断念し我々の緩和ケア病棟にやって来ました。

「Ｂさんは自分の病気を病気とも思わせないくらいに自然に振る舞う姿がとても印象的な紳士でした。芯の強い反面、涙もろい面も併せ持っていました。外出や外泊を重ね孫の運動会にも参加する事が出来ました。後で家に帰った時に、印刷屋さんだったＢさんは自分のお葬式の会葬礼状を奥さんと一緒に考えて作っていた事がわかりました。Ｂさんの仕事を引き継いだ息子さんが空欄だった日付を記入して完成させたのでした。自分の寿命を受容していたのですね。最期は大勢の家族に囲まれ、娘さんの到着を待って永眠されました。良かったですね。ゆっくりお休みください。」

## 日付が記入された会葬礼状（全文）

『本日はお忙しい中、私のお別れの式においで頂き誠に有り難うございます。行き届かぬことが多かったかと思います。家族も疲れているのでお許しください。私も無知ゆえに、健康診断に足繁く通わず、ピロリ菌に冒され、もったいない命を少し早く落とすことになりました。先に逝って良い花見の場所取りをしておきます。自分のやりたかった印刷の仕事を力いっぱいしたこと、皆様と大好きな酒を楽しく酌み交わしたこと、皆様との楽しい思い出を胸に、私は旅立ちます。本当にお世話になり、感謝、感謝、感謝です。天国で待つ人に皆様のことはしっかりお伝えしようと思います。人生は一度きりです。まあ一足先に向こうで一杯飲んでいます。命は一度きりですから、ぜひみなさんこの世を謳歌して、存分にお楽しみください。本当に最後の最後の〝さようなら〟です。有り難うございました。　平成○○年△月×日』

## 第15話　C氏　80代　男性　肺がん

Cさんは長く認知症として加療されていました。健診の胸部レントゲン写真で肺の結節影から〝肺がん〟の診断に至り、しかし抗がん剤や手術などの治療は本人、家族が希望されないため、我々に紹介がありました。面談の結果、療養の場所は自宅、症状の経過観察は我々が自宅に赴く訪問診療と訪問看護とを導入しました。今回はコントロールが必要な喫緊な症状はありませんでしたが、1週間予定の定期検査入院目的で我々の緩和ケア病棟にやって来ました。「Cさんは立派な日本男子でした。訪問診療を開始した時、自分の寿命を理解し『なるようにしかならん！』と死をも超越したような言葉がありました。ただ家族に迷惑をかけたくない一心でした。かっこよすぎます。散髪屋さんを営んでいましたが、自宅では我々の訪問を趣味のピアノを弾いて歓迎してくれました。背筋を伸ばし凜として無心にピアノを弾くＣさんの後ろ姿が忘れられません。在宅は病院では見る事ができない自然な姿が見て取れて本当に良いものと感じています。１週間の精査入院予定でしたが時間の経過とともに精神機能の低下、認知症の増悪が見られ在宅では出来ていたトイレ歩行すら出来なくなりそのままとなってしまいました。入院なんかさせてごめんなさい。緩和ケア病棟では29日間の生活でしたが最期も家族３人に囲まれて苦しむことなく静かに自然に旅立ちました。その姿に家族も納得しておられました。良かったですね。ゆっくりお休みください。」

**第16話　Ｄ氏　50代　男性　原発不明がん**

Ｄさんは腰背部痛をきっかけに病院を受診した結果〝原発不明がん〟と診断されましたが、膵がんが最も疑わしいために膵頭十二指腸切除術を施行しました。切除標本から病理的には膵がんとは断定できませんでしたが、膵がんとして化学療法を続けてきました。しかしながら抗がん剤の効果はなく我々の緩和ケア病棟にやって来ました。

「抗がん剤の副作用がひどく耐えられない。これを続けても治らないのであれば無駄な時間を過ごす事になる。以上から身辺処理だけではなく気持ちの整理もしよう」とＤさんは考え、終活を終えて寿命を受容していた数少ない患者の一人でした。

Dさんが大切にしたい事は以下の通りでした。①食事を食べる事、制限してまで長生きしたくない事。②自分の足で歩く事。③耐え難い痛みがない事。以上の3条件が叶わなくなれば、最期は眠りたい事、鎮静を表明しました。気持ちは常に変化するため意思決定はあくまでもその時のDさんの気持ちを尊重する事を伝えました。ただし、鎮静には治療抵抗性（注13）か否かのカンファレンスが必要な事も同時に伝えDさんの同意を得ました。

この後、自宅に夫婦で外泊したり、病棟で夏祭りの様子をスマホで写真を撮りながら楽しんだり綿菓子を自分で作ったりと穏やかで良い時間を緩和ケア病棟で過ごしていました。しかし、時間の経過とともに鎮静を強く要望し始めました。DさんのQOLは保たれており、耐えがたい痛みもない状況と我々は判断していたのに何故Dさんが鎮静を望むのかカンファレンスを繰り返した結果、死が現実に近づく事による不安感や恐怖感の増強、がんの進行による、せん妄（注14）の出現が考えられました。このため抗不安対策・抗せん妄対策の薬剤投与さらに援助的コミュニケーションを続けました。

生命予後の観点から鎮静は時期尚早と思われましたが、Dさんの訴えは日々続き、不安やせん妄に対して治療抵抗性と判断せざるを得ませんでした。倫理的なジレンマに葛藤しながら、Dさんの意思を尊重し間歇的な鎮静から導入し、開始7日目に静かに永眠されました。

「Dさんからたくさんの事を学びました。Dさんにしかわからない尊厳の喪失感と医療者の価値観との間の乖離の問題です。それまでのDさんの生活態度や考え方が尊敬できるものだっただけに、なぜQOLが保たれている（と思われる）時点で急に鎮静を望むのか理解に苦しみました。それを皆で考えるきっかけとなりました。Dさん、ありがとうございました。我々の対応はこれで良かったですか？　ゆっくりお休みください。」

（注13）治療抵抗性：症状を緩和するために、ありとあらゆる手段を講じても治療に反応しない状態。

（注14）せん妄：意識レベルの低下が起こり、時間や場所がわからない、睡眠リズムがくずれる、まとまりのない言動や独り言を話す、注意力や思考力が低下するなどの様々な症状が見られる状態。認知症と間違われやすい。

**第17話　E氏　60代　男性　舌がん**

Ｅさんは最終段階の〝舌がん〟として紹介を受けました。緩和ケア面談の結果、療養の場所は自宅、舌がんの症状の経過観察は緩和ケア外来受診と設定しました。がん性疼痛が出現する度に１週間程度の入院で疼痛コントロールする事を２回繰り返し、外来で再び経過観察していました。外来開始２ヶ月後に再びがん性疼痛が増悪してきたため、Ｅさん本人は入院に否定的でしたが我々の緩和ケア病棟に３回目の入院となりました。

「Ｅさんは自分自身の症状の進行、深刻度を十二分に理解していました。疼痛コントロールは呼吸抑制に注意しながらメサドン（注15）を使用する事で満足な除痛効果を得る事が出来ました。しかしメサドンが経口摂取できなくなるほど頸部リンパ節転移が大きくなりました。他のオピオイド（注16）注射薬では満足な結果が得られず、これが転換点となって急激に全身状態が悪化していきました。亡くなる前日にＥさん、奥さん、娘さんと主治医と４人で約１時間の会話が出来ました。その中で今までのEさんの人生を振り返り、妻や娘に対する感謝の気持ち、この場にいない息子に対する気遣いを自分の言葉で示しました。家族には伝わっていたと信じています。Eさんからのリクエストで『亡くなる12時間前になったら自分自身にもその事を知らせて欲しい』と言っていました。12時間前という言葉の真意はわかりませんでしたが、その事を伝える時間もなく自然に静かに旅立ちました。付き添っていた家族も気がつかなかったくらいです。『まだ自分が死んだ事に気がつかないので主治医の口から死んだ事を伝えて欲しい』と家族に言われ、後先になりましたが12時間前である事を含めて死亡宣告しました。だからこそ最後の入院になる可能性を考え入院したくなかったのですね。これで良かったですか？　今はもうゆっくりお休みください。お疲れ様でした。」

（注15）メサドン：最強オピオイドと言われている薬剤。呼吸抑制や心電図異常から突然の心停止などの副作用の観点から、日本では処方できる医師は試験によって限られている。

（注16）オピオイド：一般的に痛みを和らげる医療用麻薬の事を指すが、麻薬と同義語ではない。

## 第18話　F氏　50代　女性　原発不明がん

Fさんは下肢痛を主訴に病院を受診したところ、原因は骨盤の骨に転移したがんと判明。細胞型は〝印環細胞がん（注17）〟とわかりましたが原発巣は胃カメラをしてもわかりませんでした。家族との面談で、①本人に告知はしない、②積極的ながん治療はしない、という事になり我々の緩和ケア病棟にやって来ました。

「がんを告知しないと、最終段階にある患者さんの心が穏やかになるのは難しいと普段から主治医は考えており、何度もSHARE-CST（注18）を用いてFさんに告知を試みようと思いましたが、その都度、身体症状が出現し結局告知は32日間の緩和ケア病棟の生活の中で出来ませんでした。しかし告知がなくても自分の身体の状態は自分が一番よくわかり、最終段階である事を受容し、心が穏やかになれる事を学びました。最期は長くお風呂に入っていないからと息子さん2人を含めた家族全員で身体を清拭した後エンゼルケア（注19）していたそうです。この事がFさんの生きた証ですね。良かったですね。ゆっくりお休みください。」

（注17）印環細胞がん：がん細胞の細胞と核の形態が印環に似ている事から命名された。主として胃がんに起きる事が多い。
（注18）SHARE-CST：サイコオンコロジー学会が薦める医師が患者に〝悪い知らせ〟を告知する研修法、ロールプレイで医師の言葉に対する模擬患者の反応を、何度も言葉を変えて繰り返す事ができるのが特徴。
（注19）エンゼルケア：長い闘病生活の末に亡くなった時、外見を少しでも美しく、きれいな姿で送ってあげたいと考える家族と医療者（主として看護師）が行う処置の事。小さなお葬式とも言われる。

## 第19話　G氏　70代　男性　急性骨髄性白血病

Gさんはかかりつけ医での血液検査で異常を指摘された事を機に〝白血病〟と診断されまし

た。本人の誤解から白血病の治療はせずに経過を見ていましたが、3年後に同じ診断をうけ、「治療しなければ生命の予後予測が2ヶ月、治療すればおおよそ1年程度」と治療医から告知されました。結局全く治療しない事を決意して我々の緩和ケア外来から緩和ケアをスタートしました。その2週間後に呼吸困難感と光がまぶしく感じる事から我々の緩和ケア病棟に緊急入院となりました。

「呼吸困難感は少量の塩酸モルヒネ（注）で容易に改善し、外泊・外出を希望される程になりました。しかし入院1日目の検査結果は唖然とする程悪いものでしたが、SHARE-CSTを用いて本人にも告知しました。Gさんは泰然自若とされ心は穏やかなように見えました。外出を希望して主治医は許可しましたが、自らの判断で予定していた外泊を中止しました。この時を転換点として急激に悪化。最終的にはカンファレンスを重ねた結果、治療抵抗性の倦怠感に持続的な調節性鎮静となりました。苦しむことなく穏やかな死を迎える事が出来たと信じています。今後はゆっくりお休みください。長い闘病生活お疲れ様でした。」

### 第20話　H氏　70代　男性　大腸がん

Hさんは〝大腸がん〟で根治手術後5年目に再発が明らかとなり、抗がん剤治療を再開しましたが効果なく、それ以後はBSCとなり自宅で生活していました。しかし食欲不振から自宅での生活が困難となり我々の緩和ケア病棟にやって来ました。

「Hさんは医学の常識を越えた生命力の持ち主でした。まず、緩和ケア病棟に入院した時『これから入院生活を楽しめそうだ！』と前向きにおっしゃっていたのが印象的でした。たくさんの友達がいて大事にし、酒を酌み交わしてきた事実からもわかるように多くの人から親しまれてきました。１１２日間の緩和ケア病棟の生活の中で大勢のお見舞い客が来られました。その姿こそＨさんが生きてきた証ですね。最期は親子３人が献身的に看病して家族の時間を持てて良かったですね。ゆっくりお休みください。長い闘病生活お疲れ様でした。」

## 第21話　Ｉ氏　80代　女性　胆管がん

Ｉさんは発熱、黄疸を機に〝胆管がん〟と診断され減黄のため胆管ステントを留置されました。多発肝転移もある事からがんに対する積極的な治療はせず、我々の緩和ケア病棟にやって来ました。

「Ｉさんは臨床心理士が言うように孤高な精神力の持ち主でした。４人の立派な息子さん達がＩさんのプライドでした。息子さんたちには職業の選択を押しつけた事はなく、『なった職業で頑張りなさい』とメッセージを伝えていました。本当は寂しくて息子さんたちに会いたいと思っても息子さんたちの仕事、家庭やプライベートを重んじていました。そんなＩさんだからこそ最期の１週間に４人の息子さんが全員そろって付き添ってもらいました。自慢の４人の息子さんたちの前で静かに旅立ちが出来て良かったですね。ゆっくりお休みください。」

## 第22話　J氏　60代　男性　大腸がん

Jさんは一般病棟で最終段階の〝大腸がん〟の治療をしていましたが、オピオイドの過量投与による低活動性せん妄、さらに制吐剤によるアカシジア症状（注20）があり、それらのコントロール目的に我々の緩和ケア病棟にやって来ました。

「転棟した段階でJさんに対して主治医として何か処方箋を書くのではなく、Jさんの事を理解する援助的コミュニケーションを貫きました。一般的に最終段階のがん患者さんは孤独になりがちです。Jさんも寂しがり屋でした。家族を始め我々スタッフからのアプローチをとても楽しみにしていました。主治医にも気を遣い、退室時にはいつも笑顔で『ありがとうございました』と大きな声で言っていました。最終段階で何度も何度も呼吸が止まりそうになりましたが、家族がそろい声をかけるとまた持ち直す事が十数回もありました。最期はJさんが望んだように大勢の家族の前で86日間の生活を終了し静かに穏やかに旅立ちました。良かったですね。ゆっくりお休みください。」

（注20）アカシジア症状：薬の副作用で生じる〝じっとしていられない〟症状。抗精神病薬で起きる事が多い。

## 第23話　K氏　60代　男性、胃がん

Kさんは COPD（注21）で通院中、心窩部痛、背部痛を訴えた事から〝進行胃がん〟と診断されました。手術適応とはならず、抗がん剤治療を繰り返しましたが変化なく、我々の緩和

ケア病棟にやって来ました。

「Kさんは認知症という合併症がありましたが、スタッフ全員で認知症に対するコミュニケーションスキルを駆使したため、病棟内ではスタッフの癒やし系の存在となりました。認知症患者に『この人は何を言ってもわからない、聞いてくれない』からと言って、こちらからコミュニケーションを拒絶したり、馬鹿にしたりする態度は逆効果です。認知症の人こそ援助的コミュニケーションが必要です。奥さんはKさんが癒やし系の存在である事を『外面だけよくて』と謙遜していましたが内面はどうでしたか？　その奥さんに見守られながら、自然に、笑いながら奥さんに感謝の言葉を述べての旅立ちでした。良かったですね。ゆっくりお休みください。」

（注21）ＣＯＰＤ：慢性閉塞性肺疾患の事。たばこの煙に長期間暴露される事により、肺が持続的な炎症を起こし呼吸機能などの低下を起こした状態。

**第24話　Ｌ氏　40代　女性　乳がん**

Ｌさんは初診時の段階で、既に肝転移、骨転移、リンパ節転移を合併している〝進行乳がん〟と診断されました。このため術前化学療法後に腫瘍摘出手術、そしてまた術後に化学療法を続けていました。手術から６ヶ月後に肝機能が悪化して化学療法を続けられなくなりＢＳＣとなって我々の緩和ケア病棟にやって来ました。

「Lさんは入院しても決して弱音を吐かず、むしろ家族のためには自分は入院しておいた方が良いと考える人でした。自分に寄り添ってくれるよりも元気で留守が良いと考えていました。旦那さんもこれに答えて、奥さんがいない中、朝早く起きて子供たちのために弁当を作っていました。既に旦那さんや子供たちには手紙を残してきたとLさんはおっしゃっていました。子供さんたちはLさんが生きた証です。Lさんの意思はきっと子供さんたちが引き継いでしっかり生きてくれるはずです。このような家族に囲まれての穏やかで静かな永眠でした。良かったですね。ゆっくりお休みください。」

## 第25話　M氏　80代　男性　胆管がん

Mさんは脳梗塞後遺症のため施設に入所していましたが、定期検査で〝胆管がん〟と診断され、診断医の外来受診で胆管がんの経過を観察していましたが次第に腫瘍が増大してきました。Mさんは積極的な治療を望まず、最期は緩和ケア病棟で過ごしたい希望があり我々の緩和ケア病棟にやって来ました。

「Mさんは会社を興して事業を十分やりきった、幸せな人生だったと実感させてくれる人でした。将来の希望や支えとなる関係を聴いていくうちに、お孫さんの花嫁姿を見たい点があり、これに向かって万全の体調を維持できるようにスタッフ全員で調整しました。その結果、午後8時頃になりましたが病室でお孫さんの花嫁姿を将来のお婿さんとともにMさんに披露して頂き、楽しむ事が出来ました。この時のMさんの笑顔は格別です。こうして33日間の緩和ケア病棟での生活を静かに満足げに終了しました。良かったですね。ゆっくりお休みください。」

## 第26話　N氏　70代　男性　舌がん

Nさんは最終段階の〝舌がん〟として紹介を受け、入退院を繰り返しながら療養の場所は自宅、症状の経過観察は緩和ケア外来の受診と設定して緩和ケアをスタートしていました。その中、がん性疼痛の増強、呼吸困難感があり我々の緩和ケア病棟に3回目の入院となりました。「Nさんは舌がんの頸部リンパ節転移が急速に増大していき、疼痛コントロールは出来ましたが、真綿で首を絞めるような呼吸困難感からの不安感への対処に苦慮しました。この問題を解決したのは我々が処方する薬剤ではなく、自分の田んぼが規模を縮小するものの世代を超えて引き継ぐ『息子さんの力強い決意表明』でした。そんな決意を聴いたNさんは下顎呼吸（注22）になりながらも涙を流して喜んでいるように見えました。良かったですね。ゆっくりお休みください。」

（注22）下顎呼吸：最後の呼吸と言われ、下顎を上下させる呼吸が出始めるが、本人に苦しさはなく、死に至る自然な過程と言われている。

## 第27話　O氏　60代　男性　悪性リンパ腫

Oさんは〝悪性リンパ腫〟と診断され、標準化学療法を6ヶ月間受けてきました。しかし抗がん剤の効果がなく、突然「生命の予後予測が2〜3ヶ月程度の終末期」と治療医から宣告され、本人も奥さんも失意のどん底で我々の緩和ケア病棟にやって来ました。

「Oさんは来院時下血がありました。本来なら絶飲食・点滴・IVH（注23）が必要でしたが、本人、家族ともに24時間の持続する点滴を良しとせず、末梢から必要最小限の輸液となりました。『正月は家に帰りたい！』と希望があり、それを実現できるように輸血を施行しました。その結果、本人の底力で正月はいつも通りに自宅で過ごす事が出来ました。そして正月の外泊時には家族の皆に感謝の言葉があり、お別れを述べた由。その言葉を奥さんが録音していました。良かったですね。最期は家族3人に看取られ静かに旅立ちました。今はもうゆっくりお休みください。そして録音したメッセージは奥さんが聞けるようになったら聞いて下さい。その時に良ければ主治医にも内容を教えて下さい。」

最後にOさんが亡くなって3年後にご遺族が木蓮の記念植樹を病院にしてくださり、録音した最期のメッセージも聞かせて頂いた事を付記します。

記念植樹の時の牧師さんの言葉を一部転載します。

『木蓮……O兄が生まれた中国では、「望春花」という別名がある。10〜15メートルに成長するので、明朗でおおらかな性格であった夫には、ぴったりの木であったように思うとO夫人はおっしゃっていました。続けてある緩和ケア病棟職員が「夜、仕事を終えて帰る時、蕾がまるでライトのように点々と白く光って綺麗ですよ」と聴いて心が穏やかになりましたとも。

愛する夫の死後、O夫人には2年あまりの時が必要でしたが、今、同じような悲しみを覚えておられる方々に、ある意味臨床心理士という仕事の領域を越えるほど、しっかりと立って、真剣に関わろうとしておられます。O兄の最後となった緩和ケア病棟５１６号室から、この木蓮の木がよく見えるそうです。どうか、この木が、多くの人々に希望と慰めを与える木として、ここに長く立ち続けることが出来るように、そして、ここにいる私たち一人一人も、しっかりと地上の生涯を全うしていく事が出来るように祈りたい。』

（注23）ＩＶＨ：末梢静脈から必要十分な高カロリー輸液をすると静脈炎を起こし血管外に漏れるため、生きるに足る栄養を得られない。そこで鎖骨下静脈や頸静脈など太い血管にカテーテルを留置して24時間持続で点滴する事。

Column ❷ 緩和ケア医として心がほっとする瞬間（その1）――会葬礼状

Pさんとはわずか32日間のお付き合いでした。入院中は、外出・外泊を重ねて良い時間を過ごしていた事は知っていました。そのPさんが亡くなった数日後、ご遺族が挨拶がてらにこんな会葬礼状を持って来てくださり、我々スタッフに感謝とお礼の言葉を述べてくれました。何と会葬礼状はPさん自身の作成だそうです。いつもはお礼を受けるのは苦手な筆者ですが、この時ばかりは目が点になってしまいました。穏やかな生活をしていたPさんが外泊していた間にこんな秘密があった事がわかったからです。この会葬礼状にPさんの生き方、人生の物語が濃縮されていると感じました。お礼を言いたいのはむしろ我々医療スタッフ側です。32日間の入院生活でPさんの人生をパノラマのように見せてくれて有り難うございました。この世で仕事を終えたらあっちの世界で酒でも酌み交わしましょう。それまで耕して待っていてください。

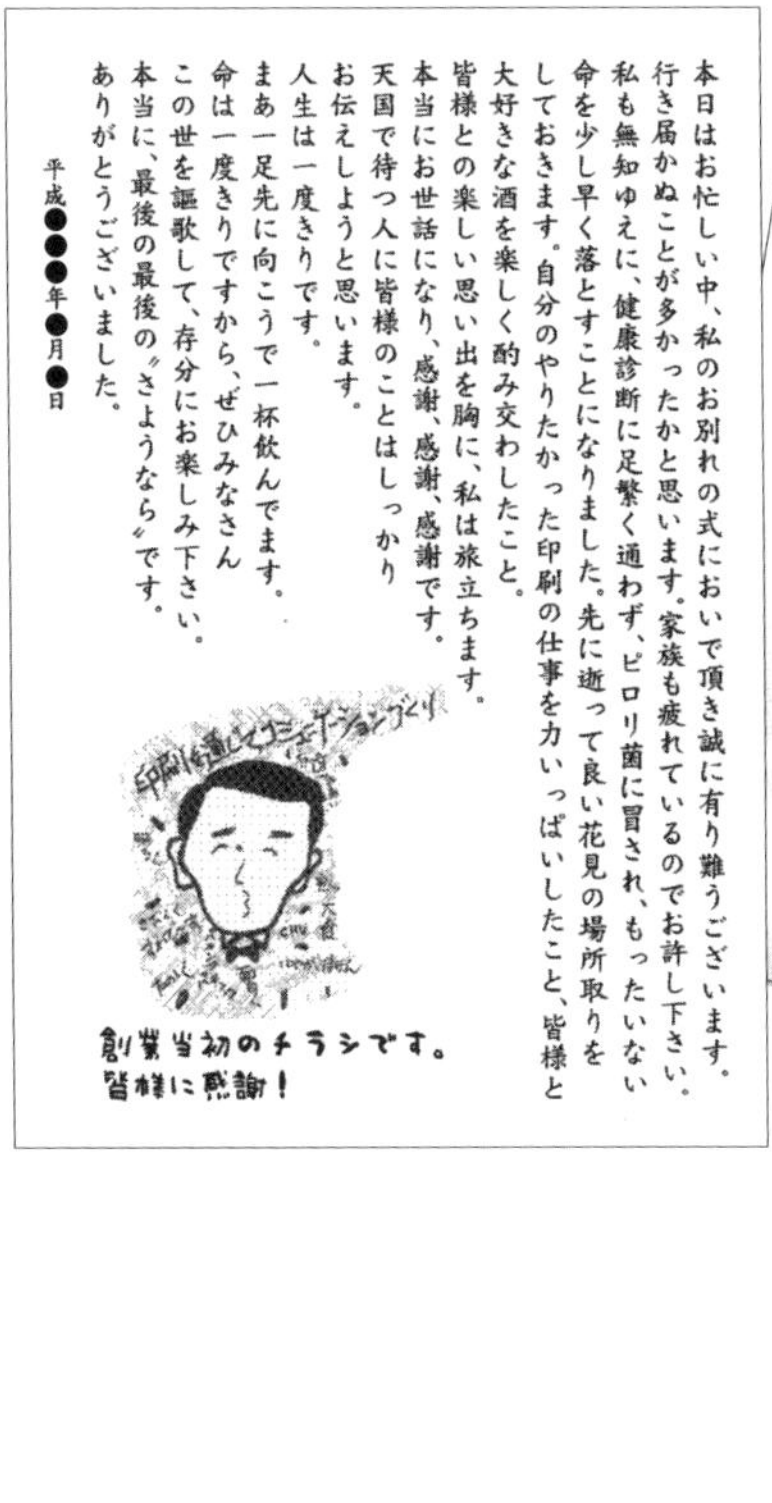

本日はお忙しい中、私のお別れの式においで頂き誠に有り難うございます。
行き届かぬことが多かったかと思います。家族も疲れているのでお許し下さい。
私も無知ゆえに、健康診断に足繁く通わず、ピロリ菌に冒され、もったいない
命を少し早く落とすことになりました。先に逝って良い花見の場所取りを
しておきます。自分のやりたかった印刷の仕事を力いっぱいしたこと、皆様と
大好きな酒を楽しく酌み交わしたこと。
皆様との楽しい思い出を胸に、私は旅立ちます。
本当にお世話になり、感謝、感謝、感謝です。
天国で待つ人に皆様のことはしっかり
お伝えしようと思います。
人生は一度きりです。
まあ一足先に向こうで一杯飲んでます。
命は一度きりですから、ぜひみなさん
この世を謳歌して、存分にお楽しみ下さい。
本当に、最後の最後の〝さようなら〟です。
ありがとうございました。

平成●●●年●月●日

創業当初のチラシです。
皆様に感謝！

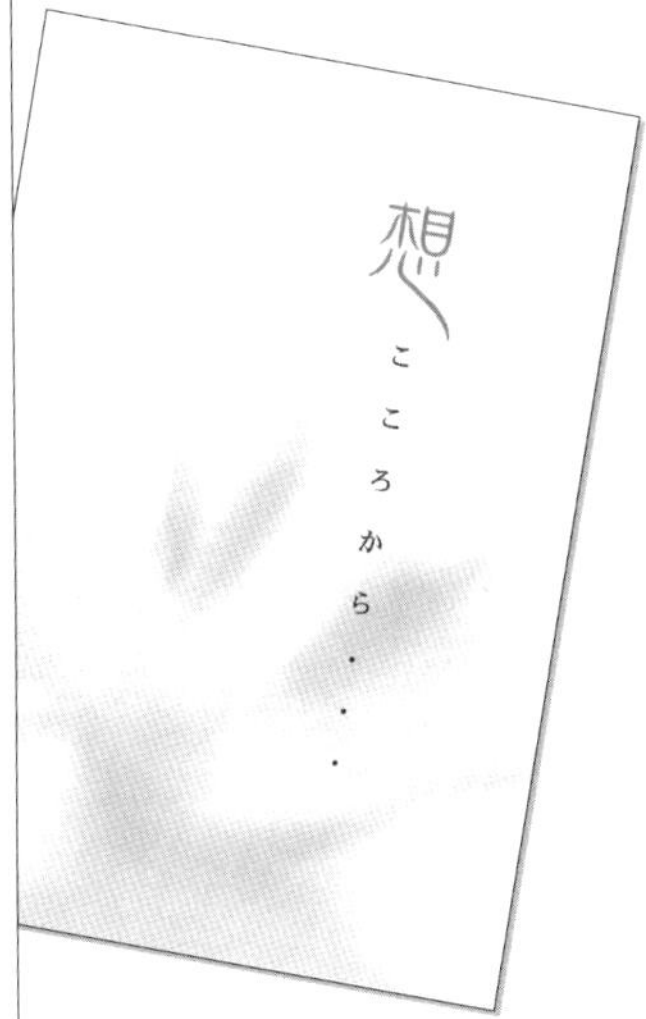

# 第3章　家族の絆

## 第28話　A氏　70代　女性　膵がん

Aさんは最終段階の〝膵がん〟として紹介を受けました。全身状態を評価した後、療養の場所を自宅、症状の経過観察を緩和ケア外来受診と設定しました。家で生活している間、自宅で良い時間を過ごしている事は緩和ケア外来で何度も確認できていました。しかし下腿浮腫の進行から自分でトイレに行けなくなり救急車で我々の緩和ケア病棟に緊急入院となりました。

「Aさんは真に日本の代表的な肝っ玉母さんです。身体は膵がんに侵されながらも心は健康でした。病気であっても病人ではありませんでした。主治医から見ると倦怠感が著明では？と思われるのが当然な肝転移の中でも自宅で生活し、しかも寝たきりではなく活動的でした。古里のヘリポートの落成式に出席したと聞いています。家業のミニトマトの栽培にも熱心で、そのミニトマトの品評会で農協第1位を得たと連絡を受けるのを待つかのような緩和ケア病棟での永眠となりました。家族の絆も素晴らしく、子供たちから感謝の気持ちを込めてKさん夫婦の50年史をアルバムにしてAさん夫婦にプレゼントしていました。アルバムのタイトルは『家族のあゆみ――二人から始まった50年　感謝の気持ちを込めて――』です。そんな家族に見守られながらの穏やかで静かな永眠。良かったですね。ゆっくりお休みください。」

### 第29話　B氏　60代　男性　脳悪性リンパ腫

Bさんは意識障害をきっかけに〝脳悪性リンパ腫〟と診断されました。以来10年間の抗がん剤治療により寛解・増悪を繰り返してきました。その後将来的な緩和ケアの必要性から我々の緩和ケア外来にやって来て緩和ケアを続けていましたが、自宅では本人が怒りっぽく家族の介護疲労があり緩和ケア病棟に入院となりました。

「Bさんは幸せな人です。献身的な奥さんに支えられ、娘さんたちにも支えられて穏やかな生活を緩和ケア病棟で40日間送ることが出来ました。自宅では怒りっぽくなったという情報は確認できませんでした。Bさんは痛みとか倦怠感とかを訴えない事で家族の愛情に応えていたのですか？　亡くなる6日前にBさん夫妻の結婚記念パーティを家族と病棟スタッフとで病室であげることが出来ました。寿司やケーキ、そして何より豚の野菜鍋……あまり食べる事は出来ませんでしたが、匂いでお腹が一杯になったのですか？　それとも家族の絆でお腹がいっぱいになったのですか？　皆さんの笑顔を胸に旅立って良かったですね。ゆっくりお休みください。」

### 第30話　C氏　70代　男性　肝がん

Cさんは最終段階の〝肝がん〟として紹介を受け、症状コントロールのため入院したり、自宅退院したりする事を5回繰り返していました。6回目の退院時も目的は自宅の周囲を散歩したり、川でカニ釣りしたり、釣ったカニでカニ味噌を作ったりして楽しむ予定でしたが実際はほとんど寝たきり状態でした。それでも自宅で生活する事を強く望んでいる事が外来受診時にわかりました。その本人が「苦しい」と言って入院を希望し我々の緩和ケア病棟に7回目の入院となりました。

「Cさんとの付き合いは都合9ヶ月になりました。そしてCさんほど家族を愛して愛された人はいないと思います。同じ病院で働く娘さんの家が近くにあり、そこでCさん夫婦の金婚式を家族親戚一同で祝ってもらったり、その様子をビデオに記録していたりと、緩和ケア病棟にいてもいなくても良い時間を過ごしていました。しかし7回目の入院では、あれよあれよという間に全身状態が悪化し、わずか2日間の緩和ケア病棟での生活となりました。その中でも最期は家族全員と面会した後、残ろうとする家族をCさんが家に帰した後に静かに呼吸を止めました。これもCさんの気配りですか？　長い間お疲れ様でした。あっちの世界でもカニ味噌を作ってご馳走して下さい。」

## 第31話　D氏　70代　男性　肺がん

Dさんは健診の胸部レントゲン写真がきっかけで〝肺がん〟と診断されました。当時住んでいた東京の病院で根治手術を受け、その後標準化学療法を10ヶ月間施行しました。しかし副作用が強く化学療法の継続を中断し、兄弟が住んでいる大分に帰省し我々の緩和ケア病棟にやって来ました。大分にはDさんの友人はいませんでした。

「Dさんは東京から古里ではないけれど大分に転地療養のため転居し、兄弟に囲まれて良い時間を緩和ケア病棟で34日間でしたが過ごす事が出来ました。10年以上会っていなかった大阪の実兄をＭＳＷ（注24）が探し出して連絡するとすぐに来院してくれました。実兄は大道人芸を生業としていて、その芸をＤさんだけでなく緩和ケア病棟の皆さんにも披露してくれました。その芸にＤさんは、団扇を振って実兄を応援して嬉しそうでした。その他の兄弟にも入院中にきちんとお別れの挨拶が出来たようです。最期は大勢の家族に囲まれての安らかな旅立ちでした。大分には友達こそいませんでしたが、音信不通だった家族と再会し、旧交を温められて良かったですね。ゆっくりお休みください。」

（注24）ＭＳＷ：医療ソーシャルワーカーの略、在宅での生活やお金の事など、医療以外の事は何でも相談に乗ってくれる。

## 第32話　Ｅ氏　80代　男性　胆管がん

Ｅさんは食欲低下、嘔気、体重減少をきっかけに〝胆管がん〟と診断されました。既に多発肝転移を認め、標準化学療法などの積極的な治療を施行しないまま我々の緩和ケア病棟にやって来ました。

「Ｅさんは急激に生じた環境の変化に気持ちが対応できていないようでした。今まで自由に出来ていた事ができなくなったからです。『点滴や尿バルーンの管を抜いて歩いて家に帰りたい！』とおっしゃっていました。ただ一人暮らしであり実現は不可能に思えました。そしてすべての希望を失ったかのように13日間の緩和ケア病棟での生活を家族の見守る中静かに終了しました。死亡宣告した時の息子さんの言葉です。『苦労して自分たちを育ててくれた。並大抵の苦労ではなかった。自分の事にはお金を使わず、子供や孫の教育などには惜しまずお金を使った。自分のためにもっと使えば良かったのに……』Eさんの家族を愛する気持ちは立派に息子さんに引き継がれていました。良かったですね。ゆっくりお休みください。」

## 第33話　F氏　60代　女性　膵がん

Fさんはかかりつけ医で膵がんの疑いがあると診断され、精査したところ〝膵体部がん〟と確診されました。直ちに抗がん剤治療を開始、少し小さくなった時点で外科的切除術施行、手術後も抗がん剤治療を1年間続けてきました。しかし抗がん剤の効果がなくなり我々の緩和ケア病棟にやって来ました。

「Fさんは緩和的治療に関して頑固で、我々が提案する痛み止めの内服薬をすべて拒否していました。眠くなるのが嫌だったと後でわかりました。家族の中心的存在でまさに日本の代表的な肝っ玉母さんのようでした。死亡宣告した後、名残を惜しむ時間を持って頂けるようにスタッフが退室した直後、部屋の中から笑う声が漏れてきました。家族全員でFさんの傍らで『しりとりゲーム』をしていたからです。Fさんは家族の笑顔が溢れる環境が好きだったのですね。夫は夫で心配のあまり出血性胃潰瘍を発症しましたが、自分の事はお構いなくFさんにつきっきりでした。こんな素晴らしい家族に囲まれての永眠。良かったですね。ゆっくりお休みください。」

**第34話　Ｇ氏　60代　女性　大腸がん**

Ｇさんは肝機能障害をきっかけに肝転移、原発は〝大腸がん〟と診断されました。以後抗がん剤治療を６ヶ月続けてきましたが、効果は乏しくＢＳＣとなって我々の緩和ケア病棟にやって来ました。

「Ｇさんもまた大和撫子でした。最期は夫、長男、次男さんがそろって病室でお孫さんを写した動画をＧさんに見せていました。その時Ｇさんは夫の手を強く握り返したそうです。その瞬間、皆の前で静かに呼吸を止めました。自分の命がお孫さんに引き継がれる気持ちでしたか？ご家族はＧさんが今まで散々治療を頑張ってきた事を知っているだけに、それぞれがＧさんに抱きついてお別れを言っていました。最期の顔はとても穏やかに見えました。良かったですね。ゆっくりお休みください。」

**第35話　Ｈ氏、80代、女性、大腸がん**

Ｈさんは腹痛、食欲不振をきっかけに〝大腸がん〟と診断されました。診断時に認知症で徘徊などの周辺症状（注25）を認めたため、がんに対する積極的な治療の対象とはならず、腸閉塞を予防するイレウス管（注26）を挿入されたままでＢＳＣとなり、しばらく自宅で過ごしてきました。往診している近医からの入院依頼があり我々の緩和ケア病棟に入院してきました。認知症のためイレウス管は自宅で自己抜去していました。

「Hさんとは5日間の短い付き合いで言語的なコミュニケーションはできませんでした。入院後の検査によって、主治医と家族との最初の面談が1週間程度の生命の予後予測（注27）のため覚悟をしておいてくださいという内容になってしまいました。Hさんに対する十分な緩和ケアができたとは思いませんが、心を込めて対応した事だけは言えます。この短い間にもHさんと家族との絆はしっかり感じ取ることが出来ました。最期に家族がHさん愛用のスーツを着せていたからです。それがHさんの生き様だったのですね。家族に見守られながらの立派な大往生でした。良かったですね。ゆっくりお休みください。」

（注25）周辺症状：認知症の患者さんでほぼ常に出現する中核症状に対し、個人差の大きい症状が周辺症状と呼ばれる。症状は多岐にわたり睡眠障害、暴言・暴力、徘徊など様々である。

（注26）イレウス管：鼻から胃、小腸を経由して大腸がんの狭窄部まで挿入する管の事。これにより完全に腸が詰まることを予防できる事もある。

（注27）生命の予後予測：医師や看護師の経験に基づく予想ではなく、科学的に白血球の数や食事量などから計算される生命の予後予測。ＰＰＩ、ＰＰＳなどの判定ツールがある。

## 第36話　Ｉ氏　50代　女性　子宮頸がん

Ｉさんは〝子宮頸がん〟で手術してから多発肺転移のため２年間抗がん剤治療を続けてきました。しかし抗がん剤の効果がなくなり我々の緩和ケア病棟にやって来ました。

「Ｉさんは肝っ玉母さんの代表みたいな人でした。最期まで会話する事ができ『良い人生』とか『Ｉさん自身の生きるポリシー』とかを夫、看護師、主治医と４人で語り合いました。その中で『今後Ｉさんが大切にしたい事は何ですか？』と質問すると『家族、特に夫には感謝しても仕切れないくらいに感謝している』と話してくれた事が印象的です。そんなＩさんの生き様だけに最期は大勢の家族に見守って頂きました。良かったですね。ゆっくりお休みください。長い闘病生活お疲れ様でした。」

## 第37話　Ｊ氏　30代　女性　卵巣がん

Ｊさんは〝卵巣がん〟の最終段階として我々の緩和ケア外来を紹介されてやって来たＡＹＡ世代（注28）の患者さんです。在宅希望が強く「小学生の２人の息子さんと一緒に暮らしたい」と緩和ケア面談で訴えました。その希望に添うため療養の場所は自宅、経過観察は緩和ケア外来の受診としましたが、夫、子供、義理の母親、実の母親、実の妹と立場が異なりＪさんに対する考え方も異なる人々が同席する中での緩和ケア面談となり、全員が満足する結論は得られませんでした。

そんなある日突然今まで経験をしたことがないくらいの腹痛が出現して救急車で来院。そのまま緩和ケア病棟に緊急入院となりました。

「Jさんは立派な妻・母親・嫁・娘・姉の5役を演じたこの5年間本当に頑張りました。『自分でもこれ以上どのように頑張るの？』と言えるくらいに頑張りました。入院後に我々が話を聴くと『自分の治療方針は自分の知らない所で決定される不満、頑張っているのにこれ以上何を頑張るの？　という気持ちが家族に理解されない事』を我々に訴えました。この気持ちは決して直接家族に訴える事はありませんでした。そして最期まで妻役、子供たちの母親役、実の母親の娘役、義理の母親の嫁役を堂々とやってのけ、これ以上は家族の重荷や迷惑になるかもしれないと入院してきたJさん。こんな最終段階でも家族に気を遣うJさんの底力を見ることが出来て感動しています。寿命は生きる長さではなく十分生ききったと思える時が寿命です。まさにJさんは大和撫子です。Jさんとともに頑張った大勢の家族に見守られての旅立ち、良かったですね。ゆっくりお休みください。8歳、10歳の息子さん達は臨終の場面では涙を見せず、じっと耐えていました。Jさんの夫や義理の母親が普段から言い聞かせていた結果ですね。」

（注28）AYA世代（adolescents and young adults）：がん患者のうち15歳以上40歳未満の人。小児がんの対象からは外れており、成人のがん患者としては若年である事から公的な支援が受けにくい問題がある。

## 第38話　Ｋ氏　60代　女性　乳がん

Ｋさんは初診時から脳とリンパ節に転移があるＳｔａｇｅⅣの〝進行乳がん〟と診断されました。以来、６ヶ月間抗がん剤治療やサイバーナイフ（注29）を施行してきました。症状の改善が思うようにならず、さらにがん性腹膜炎を発症したため、本人・家族が緩和ケアを望み我々の緩和ケア病棟にやって来ました。

「Ｋさんは幸せな人でした。子供さん３人とＭさんとの家族の絆を強く感じました。最終的にはステント（注30）が挿入されていた胆管の感染症が転換点となり急激な経過をたどり全身が衰弱していきました。子供さんたちと我々とで真剣に真摯に話し合った結果、荒い呼吸が見ていられないとの家族の希望を受け入れアイコンタクトはできるくらいの持続的な調節性鎮静を施行しました。その12時間後に大勢の家族が見守る中永眠されました。これで良かったですか？　ゆっくりお休みください。」

（注29）サイバーナイフ：ロボットアームが身体の周りを自由自在に動き、集中的に放射線を腫瘍に投与する定位放射線治療（ピンポイント照射）の事。

（注30）ステント：胆管が腫瘍や周囲からの圧迫で狭くなると胆汁の流れがよどんで、黄疸が出現する。ここのステントとは、この胆管の閉塞・狭窄を軽減するために胆管内に挿入する管の事。

## 第39話　L氏　70代　女性　胃がん術後の残胃がん

Lさんは早期胃がんで腹腔鏡下根治手術ができました。その後順調に経過していましたが、手術5年後に倦怠感をきっかけに検査したところ、胃がんの再発ではなく〝残胃がん〟が判明しました。リンパ節にも転移しており、直ちに抗がん剤治療を開始しましたが、手を変え品を変え4番目のレジメの抗がん剤治療施行時に下肢の浮腫から治療継続が困難となり、我々の緩和ケア病棟にやって来ました。

「Lさんは肝っ玉母さんのように家の中心人物でした。夫もLさんを頼りにしている場面が多々見られました。在宅希望が強く阪神淡路大震災を経験した関西から古里の大分に帰ってきて、入院するまでの間家族の世話が出来た事がLさんの誇りでした。良かったですね。そんなLさんだからこそ家族も良く付き添ってくれました。最期は家族も気がつかないほど自然に安らかに旅立ちました。長い間お疲れ様でした。ゆっくりお休みください」

## 第40話　M氏　70代　女性　大腸がん

Mさんは多発肺転移が先にわかって原発が〝大腸がん〟と診断されました。腸閉塞を予防する姑息的な人工肛門造設術も化学療法も拒否して我々の緩和ケア病棟にやって来ました。

「Mさんは自分で手術をしないと決心した信念の強い人でした。そして何より息子さんをはじめ家族を大切にする人でした。家族もまた母親のことをとても良く理解していました。腸閉塞予防のための人工肛門造設をしなくても55日間、良い時間を緩和ケア病棟で家族と過ごす事が出来ました。亡くなる朝、主治医から息子さん２人に『もうまもなくです』と話したところ、２人とも母親の気持ちを十分理解して、にっこりした顔を主治医に返してくれた事が印象的でした。そんな家族に囲まれての永眠。良かったですね。ゆっくりお休みください。」

## 第41話　N氏　40代　女性　卵巣がん

Nさんは脳梗塞を発症。その原因は〝卵巣がん〟によるトルソー症候群（注31）と言われるものでした。直ちに卵巣がんの手術と抗がん剤治療とが始まりました。しかし２年後に抗がん剤の効果がなくなり治療医からＢＳＣを宣告され、全身状態の評価のため最初の緩和ケア病棟の入院となりました。骨転移からくる高Ｃａ血症（注32）のため嘔気・嘔吐がある事がわかり治療の結果、良く反応して症状は消失したため自宅での生活に切り替えました。その１ヶ月後に再び嘔気・嘔吐が出現して２回目の緩和ケア病棟入院となりました。

「Nさんは１回目の入院後に家に帰った時、高校生の娘さんから『何で家に帰ってきたの？』と言われたそうです。これは愛情の裏返しですね。その事はNさんもよくわかっていました。入院後は両親が泊まり込んだり、亡くなる当日は娘さんがベッドサイドに寄り添ったりして看病してくれました。主治医が毎朝回診する時、Nさんは声を出さなくても指でＯＫサインを出してくれました。そんなNさんの底力そして家族の絆を見させてくれてありがとうございました。これからはゆっくりお休みください。」

（注31）トルソー症候群：がんの治療中に発症する脳梗塞の1／4にこのトルソー症候群の可能性がある。血液凝固能が促進し血栓ができやすくなるため。
（注32）高Ｃａ血症：悪性腫瘍に高頻度に合併する病態。食欲不振、嘔気、傾眠、意識障害など多彩な症状を引き起こす。

## 第42話　O氏　60代　女性　大腸がん

Oさんは腹痛、発熱をきっかけに〝大腸がん〟の穿孔、急性腹膜炎で緊急手術となりました。がんは切除できず人工肛門造設術のみになりました。抗がん剤治療は本人・家族が希望されずＢＳＣとなって我々の緩和ケア病棟にやって来ました。

「Oさんは旦那さんが大好きでした。一人になると寂しがっていつも夫に電話していました。夫に手を握ってもらうと安心するそうです。Oさんの寂しい気持ちは、『もうこのまま自分は死んでしまうのでは？』という不安が頭から離れない事が理由だとわかりました。その事を夫に伝え、夫もそれに答えて長い時間Oさんに付き添って頂きました。これもOさんの人徳ですね。最期は夫の見守る中静かな旅立ちでした。良かったですね。ゆっくりお休みください。」

## 第43話　P氏　70代　女性　尿管がん

Pさんは〝尿管がん〟の手術後、1年で肺に多発転移が認められました。その後2年にわたり抗がん剤治療を続けましたが効果なくＢＳＣとなって我々の緩和ケア病棟にやって来ました。

「Ｐさんのがん性疼痛はがんの仙骨神経叢浸潤からくるもので頑固な疼痛でした。緩和放射線の照射、神経叢ブロック、オピオイドなどの医学的な治療より効果があったのは、①家族の頻回な面会、②カラオケ教室で知り合ったモトカレの寄り添い、③そして抗不安薬でした。医学的な処置や処方箋がＰさんを癒やすのではなく、人と話す事がＰさんの一番の癒やしでした。最期はモトカレに看取られました。良かったですね。ゆっくりお休みください。」

## 第44話　Ｑ氏　80代　男性　咽頭がん

Ｑさんは1年間鼻血が出ていましたが鼻血くらいで病院なんかには行かないと放置していました。鼻血に後頭部痛・咽頭痛を伴うようになって初めてかかりつけの病院を受診し〝咽頭がん〟と診断されました。既に骨破壊を伴う脳浸潤がある事からＢＳＣとなり、我々の緩和ケア病棟に入院となりました。

「Ｑさんは幸せな人です。家族がいない天涯孤独の中、かつての部下夫婦が家族以上の愛情をもってＱさんに接してくれました。そのおかげで亡くなる6日前まで好物の『しゃぶしゃぶ肉』を緩和ケア病棟で頬ばる事ができました。それも部下夫婦が一緒でないと一人では食べない状況でした。最後まで食事を堪能できて良かったですね。そしてＱさんが一生懸命生きてきた証ですね。最後は痛むそぶりもなく部下夫婦に看取られて59日間の生活を終え、静かに永眠されました。良かったですね。ゆっくりお休みください。」

## 第45話　R氏　50代　男性　胃がん

Rさんは〝胃がん〟で根治手術した後、すぐに再発が明らかとなりましたが積極的な抗がん剤治療は拒否して2年間過ごした後、我々の緩和ケア病棟にやって来ました。

「Rさんは入院直後には主治医と会話可能でしたが、次第にせん妄が出現してきました。原因として考えられるあらゆるせん妄対策を実行しましたが効果なく、終末期せん妄（注33）と判断してこれ以降、看取り目的としました。その中で、Rさんは家族の事をとても心配していました。最後に一度は離婚した奥さんと再婚し、子供さんたちもお孫さんも熱心に看病していました。賑やかな事が好きだったのですね。そして家族の絆は美しいですね。Rさんが生きてきたように最後は大勢の家族が集結して見守ってくれました。Rさんの人生の物語を見せてくれてありがとうございました。今はもうゆっくりお休みください。」

（注33）終末期せん妄：終末期のがん患者さんの85～90％に合併する〝せん妄〟の事。対策を講じても多くは日にちの単位で亡くなる事が多い。

## 第46話　S氏　60代　女性　悪性脳腫瘍

Sさんは右片麻痺、構音障害がきっかけで〝悪性脳腫瘍〟と診断されました。腫瘍摘出術、放射線治療を施行しましたが1年後に再発しました。これ以後計3度の脳腫瘍摘出術を開頭して行いましたが再発を繰り返すため、BSCとなって我々の緩和ケア病棟にやって来ました。

「入院後は家族と我々とでＳＤＭ（注34）を用いて今後の方針を話し合いました。その結果、①経管栄養チューブの抜去、②在宅中に転倒して骨折していた橈骨遠位端の巻き込み式ギプスシーネをはずす事を決めました。人間らしい自然なＳさんの姿を家族のまぶたに焼き付けておきたかったのだと思います。緩和ケア病棟では37日間の生活でしたが、本人もさることながら家族、特に旦那さんは良く頑張りました。皆勤賞でした。こんな旦那さんと娘さんとに囲まれての人間らしい自然な旅立ち、良かったですね。ゆっくりお休みください。」

（注34）ＳＤＭ：shared decision makingの略。治療方針決定の際、医療者は治療の選択肢をいくつかあげるが、患者、家族に治療を選ばせ、任せるのではなく、医療者も家族と一緒に治療選択をお手伝いする手法。

**第47話　Ｔ氏　60代　女性　大腸がん**

Ｔさんは便潜血陽性がきっかけで〝大腸がん〟と診断されました。既に他臓器に遠隔転移を認めた進行大腸がんのため標準化学療法から開始していました。しかし抗がん剤の副作用で重篤なＤＩＣ（注35）を合併し、これ以後積極的な治療の中止を宣告されてＢＳＣとなり我々の緩和ケア病棟に入院となりました。

「Ｔさんは最高に幸せな人です。遠い土地で一緒に暮らしていたＴさんの彼氏が亡くなるとすぐにＴさんの夫と娘さんとがＴさんを引き取り、緩和ケア病棟に入院させ、病棟で懸命に看護していたからです。Ｔさんもこの２人に心から感謝していました。Ｔさんの感謝の気持ちは２

人にも伝わっていたはずです。亡くなる前日にお風呂に入って車椅子で散歩したのがTさんと2人との思い出作りだったのですね。そんな2人に看取られて良かったですね。ゆっくりお休みください。」

（注35）ＤＩＣ：播種性血管内凝固症候群の事。がんが進行したり感染症が重症になったりすると容易にＤＩＣにつながり出血しやすくなる。終末期の患者さんの亡くなる直接の原因になる事が多い。

## 第48話　U氏　70代　女性　肺がん

Uさんは〝肺がん〟の根治手術が出来ました。さらに補助化学療法として経口抗がん剤の内服を続けていました。しかし3年目に肺転移、すぐに脳転移が明らかとなり肺転移には化学療法、脳転移にはサイバーナイフ治療を続けてきましたが、治療開始6ヶ月後にＢＳＣとなり我々の緩和ケア病棟にやって来ました。

「Uさんとは脳転移のために言葉によるコミュニケーションは出来ませんでした。ただ、旦那さんの献身的な看護に家族の絆、強さを見せてくれました。旦那さんが緩和ケア病棟から自宅に帰宅する時、『いつもこれが最期と思って家に帰っています』と言う言葉が印象的でした。Uさんも旦那さんの期待に応えて、旦那さんを疲れさせない程度にちょっとだけ長生きしてくれました。最期は最愛の旦那さんに看取られて良かったですね。ゆっくりお休みください。」

### 第49話　V氏　70代　女性　悪性リンパ腫

Vさんは最終段階の〝悪性リンパ腫〟として紹介を受け、疼痛コントロールの後に療養の場所は自宅、症状の経過観察は緩和ケア外来の受診と設定して外来で経過観察していました。症状コントロールは出来ていましたが、大型連休に入るため家族の依頼で我々の緩和ケア病棟にレスパイト入院（注36）となりました。

「Vさんは薬剤調整でがん性疼痛や倦怠感のコントロールは出来ていたため、予定通り退院となるはずでしたが、Vさん自身に退院できるだけの体力的な自信がなく、退院が延び延びになっていました。そうこうする間に倦怠感が増悪して帰るチャンスを逃してしまいました。緩和ケアはやりたい時がやり時だといつも痛感しています。Vさんは直前に娘さんがサプライズでお見舞いに来られ、旦那さんとともに自分の誕生日を祝う事が出来ました。最期は旦那さんの両手に抱かれながらの旅立ちでした。良かったですね。ゆっくりお休みください。」

（注36）レスパイト入院：レスパイトとは休息、息抜きという意味で、在宅生活している患者さんの主たる介護者が日々の介護の疲れを感じ介護不能になる事を予防する目的で患者さんに短期間の入院をして頂く事。

### 第50話　W氏　80代　男性　肺がん

Wさんは慢性肺気腫のため自宅で酸素を吸いながら療養中、Wさんの消耗が激しいと感じた長男さんが病院受診させたところ最終段階の〝小細胞肺がん〟である事がわかりました。本人は何もわからないまま家族の希望で我々の緩和ケア病棟にやって来ました。

「Wさんは娘さんの家が見える緩和ケア病棟の病室から何時間もじっと外を眺めていました。家族が近くに住んでいる事もあり、家族の皆と良い時間を過ごす事が出来ました。食事をするだけでも息上がりが見られましたが、家族が来ると消失しているようでした。家族の力は偉大ですね。亡くなる前日には会いたい人たちに皆会えて、最期はそんな家族に見守られながらの大往生でした。良かったですね。ゆっくりお休みください。」

### 第51話　X氏　70代　女性　肝がん

Xさんは〝肝がん〟と診断され8年間治療を続けていましたが、すべての治療法に効果がなくBSCとなりました。もともと、うつ病があるため近くの精神科に入院していましたが、倦怠感が強くなり症状コントロールのため精神科から紹介を受けて我々の緩和ケア病棟にやって来ました。

「Xさんは、うつ病の基礎疾患がありましたが、病気に対する不安、家族に対する思いやりは他の終末期の患者さんと全く同じでした。今後自分の症状はどのように推移していくのだろうかと不安が強く、Xさんに対する傾聴・共感を行いました。不安にはあまり効果がありませんでしたが、家族との面会がXさんの気持ちを和らげていました。こんな中病気の進行から肝性脳症となり意識が混濁してゆきました。それも病気の進行のための自然な流れであり不必要な鎮静をする事なく家族の見守る中眠るように永眠されました。良かったですね。ゆっくりお休みください。」

## 第52話　Y氏　70代　女性　胆嚢がんと大腸がんの重複がん

Yさんは下腹部痛をきっかけに消化管穿孔による腹膜炎と診断され緊急手術しました。手術の結果、腹膜炎の原因は〝大腸がん〟の穿孔とわかりました。腹膜炎手術後に創感染、子宮留膿腫を合併し、治癒傾向を見せた時に、新たに〝胆嚢がん〟である事がわかりました。胆嚢がんの治療はしない事を全員で確認しました。ところが退院間近になって今度は転倒して腰椎圧迫骨折を発症しました。以上の経過で家に帰る事は出来なくなり、紹介があって我々の緩和ケア病棟に入院となりました。

「Yさんの身体的な気がかりは胸水貯留による呼吸困難感でした。定期的に胸水を除去しましたが、最初は有効であった呼吸困難に対する効果が回数を重ねる内に効果が薄れ、金魚が口をパクパクさせる状態となりました。環境調整やオピオイドを投与しても効果がないため、家族の同意を得て鎮静となりました。Yさんが一番気にかけていた東京のお孫さんの来院を待って鎮静を開始し、３日後に静かに永眠されました。お孫さんがエンゼルケアを手伝い、最後は白いブラウス、オレンジ色のジャケットとスカートに着替えてお帰りになりました。これで良かったですか？　今はもうゆっくりお休みください。」

Column ❸ 緩和ケア医として心がほっとする瞬間（その2）——アルバム

Zさんは、入院生活を続けている間、家族の絆が強い仲の良い親子だとふだんから感じていました。Zさんも家族の期待に応えて家族や医療スタッフの前では決して弱音を吐きませんでした。病棟で医療スタッフからZさん夫婦の金婚式のお祝いを、ささやかながら花束とドリンクとで行いました。その時、息子さんがこのアルバムを見せてくれました。これには、我々からのどんなプレゼントもかないません。このアルバム一冊で、凝縮されたZさんの人生の物語が見えてくるようでした。緩和ケアをやっていて良かったなと思う瞬間です。

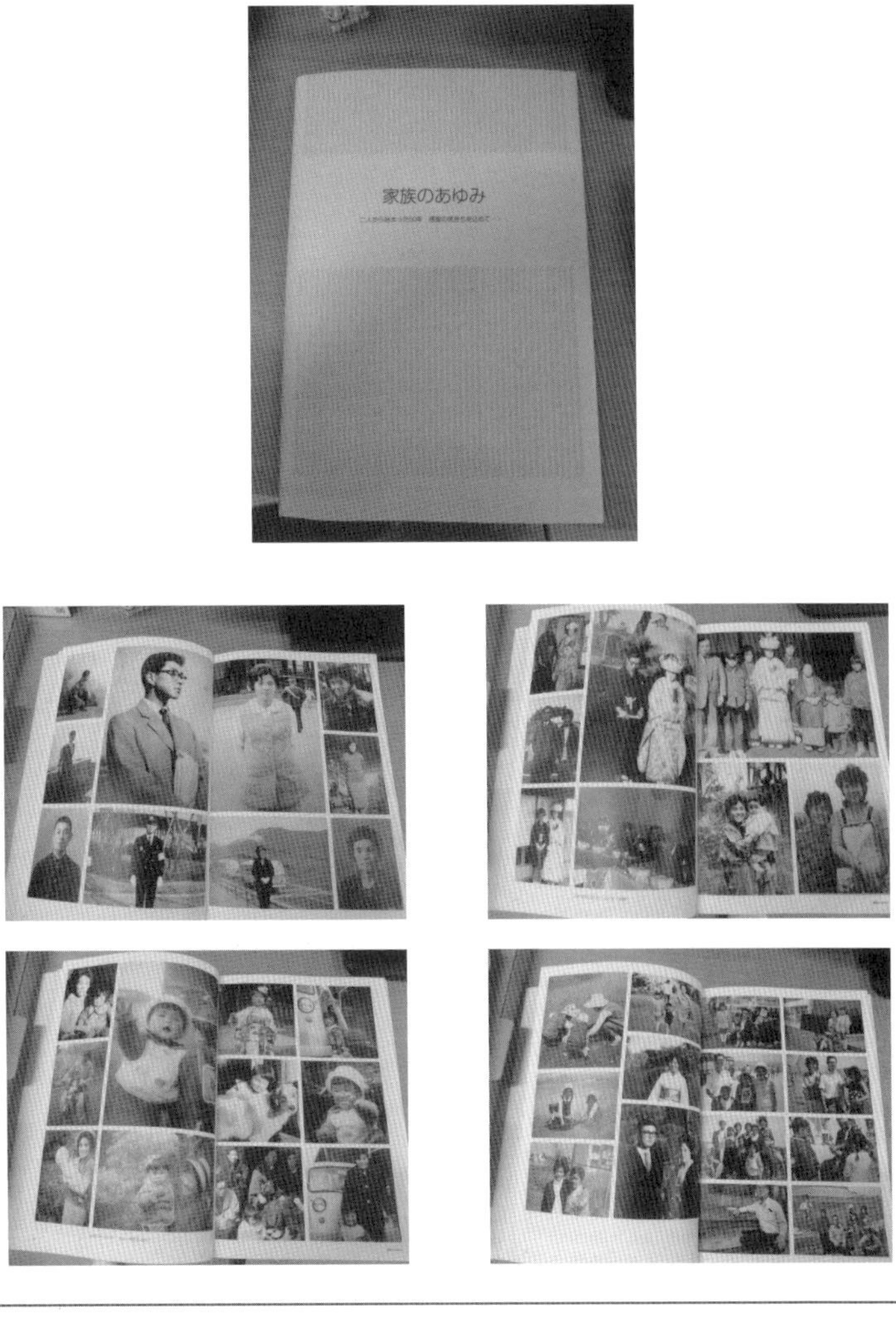
家族のあゆみ

# 第4章　人間の底力

## 第53話　A氏　60代　男性　大腸がん

Aさんは腹痛をきっかけに受診した診療科で膀胱浸潤、胸椎骨転移を伴う〃進行大腸がん〃を指摘され一旦入院しましたが、「民間療法を受ける」と言い帰って行きました。3ヶ月後に下腹部痛のため再入院となりましたが、「治療医は自分の気持ちを理解してくれない」と言って、我々の緩和ケア病棟に入院となりました。

Aさんは我々を悩ませました。一般病棟に入院した時、がん性疼痛が著明となりオピオイドを導入しましたが傾眠傾向が強く、自らの意思でオピオイドを減量しました。理由は寝る時間は5時間で十分、起きている19時間の間は傾眠なく仕事に打ち込める環境を優先したいからだと話してくれました。この事からAさんを支えてくれたものは仕事だとわかりました。緩和ケア医はAさんの「苦しみ」を理解できましたが、治療医には理解できなかったかもしれません。緩和ケア病棟に転棟してからも仕事を優先するあまり、入院生活に適応できず暴言が多くなりました。対応に困っている医療者の意見を集約し、職員の受け止め方の事実を主治医からAさんに話しました。すると主治医に対して「悪い時はいつでも口が過ぎるとか言い過ぎとか言って下さい。今は思い当たる看護師さんに一人ひとりに謝りたい」と話しました。態度を改めるかと思われましたが、患者さんと医療者との間の関係性に変化は見られませんでした。その後は暴言が言えない程、衰弱が進み、妻、子供２人が見守る中、緩和ケア病棟入棟３ヶ月後、静かに永眠されました。

当時、主治医はＡさんの怒りは自分の病気の深刻度を理解した上での行動と考えていました。しかし現場の職員は直面する暴言に恐怖を抱き、マイナス感情を抱きながら毎日仕事をしていました。追い込まれていた職員と医師との間に温度差がありました。幸いに離職した職員は一人も居ませんでしたが、医師も含め多職種で風通しの良いカンファレンスをタイムリーに行う事が肝要だと職員全員で認識しました。

「Ａさんには Ａさんの人生のポリシーがありました。その事をスタッフ全員で共有する事の難しさを学びました。苦しいからこそ頭ではわかっていても、傷つけていたのですね！　Ａさんの事を今後に生かせるように我々も頑張る事を報告させて頂きます。今はもう、仕事の事は息子さん達に任せてゆっくりお休み下さい。」

## 第54話　Ｂ氏　70代　女性　甲状腺がん

Ｂさんは30年以上にわたり〝甲状腺がん〟と闘ってきました。自分で治療の道を模索して東京や熊本にまで出かけて治療していました。あらゆる西洋治療は効果がなく治療医からＢＳＣを宣告され、我々が関わるようになりました。面談の結果、療養の場所は独居ではあるものの自宅、症状の経過観察は緩和ケア外来の受診と設定して緩和ケアをスタートしました。４回ほど症状コントロールのために緩和ケア病棟に入院履歴があります。4回目の退院の時には独居のため自宅での生活は困難と考え施設入所、症状の経過観察は我々の訪問診療と再設定していました。最後は発熱がきっかけで5回目の入院となりました。

「Bさんは長い間がんと闘っていました。ゆっくりゆっくりと30年を超えて進行していく甲状腺がんにくじけることなく付き合ってきました。何よりも食べる事、動く事が大好きでした。食べる方は亡くなる2日前まで口から食べていました。動く方は6ヶ月前から車椅子での移動となりましたが、リハビリを積極的に頑張り病院から日田のひな祭りまで車椅子で出かけて行く事もできました。その心意気は立派の一言です。Bさんを支えてくれたものは自分自身の強い精神力と家族、特に東京在住の妹さんであった事がよくわかりました。残念ながら妹さんは間に合いませんでしたが、最期は夫、次男さんが見守る中172日間の生活を静かに終了しました。良かったですね。ゆっくりお休みください。」

### 第55話　C氏　80代　男性　腎がん

Cさんは寝汗を主訴に病院を受診した時には、既に肺転移、肝浸潤・他臓器浸潤を伴う〝進行腎がん〟と診断されました。年齢と考え合わせ、手術するには侵襲が大きすぎると治療医は判断し、化学療法することなく緩和ケアを勧め、我々の緩和ケア病棟にやって来ました。

「Cさん、短くて長い闘病生活お疲れ様でした。とても誇り高く頑固な性格で決して他人に弱みを見せませんでした。喉が渇いて水を飲みたくても『末期の水』と言って、飲むのは皆さんとお別れをする時と言い、決して飲みませんでした。それと同じように呼吸困難も痛みも最期まで訴えませんでした。便失禁がＣさんにとってショックで看護師の皆さんに迷惑をかけたくないと情けなく思っていました。末期の水を飲んで自分を許す事が出来ればもっと楽に過ごせていいたかもしれません。下の世話を看護師さんに委ねる事が出来ればもっと楽に過ごす事が出来たかもしれません。Ｃさんは最期まで他人に気遣いが出来る人でした。だからこそ最期の瞬間に家族が寄り添ってくれたのですね。こうして23日間の緩和ケア病棟での生活を静かに終了しました。良かったですね。ゆっくりお休みください。」

**第56話　Ｄ氏　40代　男性　食道がん**

Ｄさんは上腹部痛をきっかけに胃内視鏡検査で〝下部食道がん〟と診断されました。既に肝転移も認められ、化学療法が始まりました。１年間の抗がん剤治療にもかかわらず、がんは増大したため経口摂取できる時間を確保するために食道ステントを留置したり、栄養状態を改善するために胃瘻造設術を施行したりしていました。しかし、黄疸が出現し、ＢＳＣとなり我々の緩和ケア病棟にやって来ました。

「『Ｄさんは元自衛官ですか？』と質問すると即座に『いいえ、現役の自衛官です！』と訂正しました。そのくらい自分の仕事に誇りを持っていました。自分の事は自分で決断し、終活も済ませ、後は心穏やかに過ごすために緩和ケア病棟にやって来たと話してくれました。一方、家族には『緩和ケア病棟に来たら３日間ももたない』と話していたそうです。内面ではぐっと辛さをこらえていた様に感じましたが、けっして弱い自分の気持ちを外に漏らす事なく、すごい精神力の持ち主でした。あっぱれです。どれくらいすごいかというと、最期には胃瘻からの眼に見える腫瘍性の出血、がん性腹膜炎から腸閉塞、尿から便汁の流出があっても顔の表情は平然としていました。その態度に我々の方が驚き、癒やされました。緩和ケア病棟では11日間生活して、最期も大勢の家族に囲まれて静かに旅立ちました。良かったですね。ゆっくりお休みください。」

## 第57話　E氏　60代　男性　肺がん

Eさんは血痰と発熱とがきっかけとなり、受診したクリニックの胸部レントゲン写真で異常を指摘されました。肺がんが強く疑われましたが精査は行いませんでした。1年後に胸痛、呼吸困難が出現し今度は精査した結果〝肺がん〟と診断されました。治療医で症状コントロールしていましたが不良なため、万が一の時のためにバックアップ病院として紹介を受けていた我々の緩和ケア病棟にやって来ました。

「Eさんは有言実行を貫く男の中の男でした。そんな男が緩和ケア病棟に入院した時『あと3日、やっと天国への階段の入り口に来た』と言っていたそうです。もう死んでも良いと思うくらいの呼吸困難がありましたが、我々の処置できわめて短時間ながら座位で雄弁に話す事が出来るようになりました。クリニカルクラークシップ（注37）で医学生に『人間とは？』と教育するのを楽しみにしているくらいに改善しました。しかし良い時間は長続きせず、呼吸補助筋を使った努力呼吸から呼吸不全となりました。くしくもＥさんが宣言した３日ではなく４日目に天国の階段を上りました。最期はお孫さんに看取って頂きました。天国は楽しいところですか？　良かったですね。ゆっくりお休みください。」

（注37）クリニカルクラークシップ：大学医学部の学生が地域医療実習として大学を離れ、我々の病院で行う実習の事。我々は緩和ケア患者さんの問診を医学生に担当してもらい、その質を評価していた。

## 第58話　Ｆ氏　80代　男性　肺がんと喉頭がんとの重複がん（注38）

Ｆさんは特に自覚症状を何も感じていませんでしたが、嗄声をきっかけに〝肺がん〟と〝喉頭がん〟との重複がんである事がわかりました。その両方に放射線治療し、肺がんは縮小効果、喉頭がんは完全に消失と効果がありました。この結果に満足してさらなる肺がんに対する化学療法は希望されず自宅で生活していました。３ヶ月後、食欲不振と発熱のため我々の緩和ケア病棟にやって来ました。

「Ｆさんとはわずか４日間の付き合いでした。入院時の面談では、①放射線でがんは全部とりきれなかった。今後の症状の推移に対する不安、②もう１週間も食事をしていない。お粥ではなく米の飯を食いたい！と言っていました。人生の最終段階における医療ではいつも質（ＱＯＬの質）と量（生命の予後）とのジレンマが生じます。両者が両立しないからです。リハビリのＳＴ（注39）（言語聴覚士さん）に評価してもらい何とか口から食べる事が出来ないかと模索している間に症状が変化して永眠されました。何も出来ませんでしたが心は込めたことは自信を持って言えます。今はもうゆっくりお休みください。」

（注38）重複がん：がんが異なる臓器に存在し、それぞれが別個に発がんしたと考えられるもの。転移性がんとは異なる。同じ時期に発がんしたものを同時性重複がんと呼ぶ。

（注39）ＳＴ（speech-language-hearing therapist）：言語聴覚士。発声練習、飲み込む姿勢、食事形態などの指導や助言を行うリハビリの専門家。

## 第59話　Ｇ氏　70代　男性　肺がん

　Ｇさんはかかりつけ医の胸部レントゲン写真で肺の異常陰影を指摘され〝肺がん〟と診断されました。化学療法を開始しましたが、その治療中に自然気胸から呼吸困難が出現しました。気胸は手術せずに保存療法で改善しましたが、今度は抗生物質の効かない難治性の肺炎を合併しました。家の外でも中でも常に酸素が必要となり肺がんに対する治療も出来なくなり、我々の緩和ケア病棟にやって来ました。

「Ｇさんは強い心をうちに秘めた信念の人でした。痛いとか息が苦しいとか大げさに言うこともなく、じっと耐え忍んでいる人でした。家族にも迷惑をかけない事が日本男児と思っているようでした。併発するＣＯＰＤという良性疾患、肺がんという悪性疾患から合併した難治性の肺炎をどこまで治療するか悩みました。呼吸困難にはネーザルハイフロー（注40）を導入して管理しましたが、最終的には難治性肺炎が転換点（注41）となり永眠されました。これで良かったです？　顔がとても穏やかに見えたのがせめてもの救いです。ゆっくりお休みください。」

（注40）ネーザルハイフロー：鼻カニューラを使用して高流量の酸素投与を行う酸素療法の1つ。人工呼吸器と違い、話す事も食べる事もできる。

（注41）転換点：終末期の患者さんに感染症とか出血とか脳梗塞とかが合併すると、あれよあれよという間に亡くなっていく。このターニングポイントの事。がんはゆっくりしかし確実に進行していく。だからこそ自分自身を見つめ直し皆さんにお別れの言葉、感謝のことばを言う時間が持てる。

**第60話　H氏　90代　男性　口腔がん**

Hさんは〝口腔がん〟と診断されていましたが、治療はせず施設で生活しながら我々の緩和ケア外来で症状を経過観察していました。施設からの連絡で黒色便が出現し、施設では対応不可能なために急遽我々の緩和ケア病棟に入院となりました。

「黒色便の原因は口腔がんからの出血で、食道、胃や十二指腸など上部消化管には出血を来す病変は見られませんでした。幸い輸血が必要になる程ではなく、食事形態や内服薬を水溶液にするなど工夫する事で良い時間を31日間家族と過ごす事が出来ました。Hさんは孤高の人でした。グッと痛みを我慢する誇り高い人です。口腔がんが鼻腔周囲に広がるとさすがに痛みの表情をしましたが、痛みをこらえファイティングポーズをとる事を忘れませんでした。こちらの判断でオピオイドを開始すると眉間のしわは消えて安らかに良眠する事も出来るようになりました。そのまま静かに家族2人に囲まれて旅立ちました。良かったですね。ゆっくりお休みください。」

## 第61話　I氏　60代　男性　肺がん

Iさんは〝肺がん〟手術後、Iさんの肺がん組織型に感受性のある抗がん剤があり、それを施行したため4年間日常生活を楽しめました。4年目に脳転移を合併すると放射線治療のみで抗がん剤治療を希望されず我々の緩和ケア病棟にやって来ました。

「Iさんはとてもモダンで趣味も多彩でした。全脳放射線照射（注42）したため1年後から認知が進んでいく可能性が高いとわかっている中でもモダンな片鱗をうかがわせてくれました。特に女性には優しく主治医が看護師に叱った時、Iさんから『女性には優しくするものだ』と主治医に教えてくれました。そんなIさんだからこそ痛む事なく家族の見守る中自然に旅立つ事が出来たのですね。良かったですね。ゆっくりお休みください。」

正直に話すと、その後も看護師さんを叱る事があります。ごめんなさい。

（注42）全脳放射線照射：脳の局所（一部）や脳室系に対する放射線照射ではなく、全大脳に放射線照射する治療法、主として多発脳転移に行われる。副作用として脳の萎縮が起こり、1年すると認知機能に障害が出る人が多い。

## 第62話　J氏　70代　男性　尿管がん

Jさんは基礎疾患である統合失調症（注43）を加療中、肉眼的血尿がきっかけで〝尿管がん〟と診断されました。幸いに根治手術する事が出来ましたが、手術後1ヶ月でリンパ節に再発、1年6ヶ月後に肺転移がわかりこれ以上の積極的ながん治療は行わずBSCとなって我々の緩和ケア病棟にやって来ました。

「入院時、Jさんが一番心配したのは自分の身体の事より、家族に迷惑をかけたくない一心でした。時々『もう殺してくれ』と発言していましたがその裏には『もう自分なんかに金をかけるな！　家族の時間を大切にしろ！』というメッセージである事がわかり、Jさんの気持ちを家族と共有しました。家族も理解し協力してくれ、長い時間緩和ケア病棟でJさんと過ごしてくれました。ありがとうございます。特に息子さんや孫たちと過ごす時間はJさんにとって何より貴重な時間と思わせるくらいの笑顔、人なつっこい笑顔でした。亡くなるその日までたばこを吸いたい希望を伝える事も出来ました。たばこは許可せず、ごめんなさい。最期はお孫さんに囲まれながら31日間の生活を静かに終了しました。良かったですね。ゆっくりお休みください。」

（注43）統合失調症：幻覚や妄想といった精神病症状や意欲・自発性の低下などの機能低下、認知機能低下などを主症状とする精神疾患。

## 第63話　K氏　60代　男性　大腸がん

Kさんは〝大腸がん〟、がん性腹膜炎、腸閉塞の状態にありながら自宅で生活していました。最終段階の大腸がんとして紹介があり面談の結果、療養の場所は自宅、症状の経過観察は緩和ケア外来と設定していたからです。ある日、発熱、腹痛をきっかけに外来受診したところ、組織が脆弱になっている腹壁瘢痕ヘルニア（注44）の小腸が穿孔し便汁が皮膚から排出し始めて我々の緩和ケア病棟に入院となりました。

「Kさんは今までの人生の困難もこのようにして乗り切ってきたと思わせるほどの大和魂を持っていました。それをじっと支える家族も立派でした。スタッフから〔良い夫婦で賞〕〔良い家族で賞〕を謹呈します。幸いに漏れた便汁は癒着のため腹腔内に漏れる事はなく、回収パックを周囲に貼付してその外に漏れないように工夫しましたが、臥床する時間が長くなり下肢筋力が低下していきました。それでもリハビリに立ち向かう姿を見せていました。38日間で緩和ケア病棟での生活を苦しむ事なく静かに終わりましたが、この38日間はKさんの人生そのもの、人生の物語を濃縮したもので多くの事をKさんから学ばせて頂きました。ありがとうございます。最期は大勢の家族に囲まれ朝日の神々しい光を浴びながらの永眠でした。良かったですね。ゆっくりお休みください。」

（注44）腹壁瘢痕ヘルニア：腹部手術の後、腹壁の腹膜や筋膜などの縫い合わせが外れ、薄い皮膚のみで腹腔内臓器と外界とが境されている状態。

## 第64話　L氏　60代　女性　直腸がん

Lさんは〝直腸がん〟と診断され手術に望みましたが、がんの仙骨浸潤のため切除する事が出来ず、試験開腹術しか出来ませんでした。その後抗がん剤治療、放射線治療、人工肛門造設術などを5年にわたり受けてきましたが、どの治療も効果がなく我々の緩和ケア病棟に入院となりました。

「Lさんは平常心の強い寂しがり屋さんでした。本当は家族に寄り添って欲しい気持ちをじっとこらえて、それぞれの家族・家庭を大切にして欲しいというメッセージを家族に発信していました。それでも最後は祝日に家族が皆集まって、痛み止めをすると眠たくなって皆と会話できなくなる事をLさんは恐れ、痛み止めを使わずにじっと痛みをこらえて家族と過ごしていました。永眠されたのはその晩の事でした。最期に皆と話が出来て、寂しくなくて良かったですね。ゆっくりお休みください。長い闘病生活お疲れ様でした。」

## 第65話　M氏　60代　男性　食道がん

Mさんは〝食道がん〟と診断され放射線と抗がん剤とで完全にがんは消失しました。その時は嚥下困難、胸焼けなどの自覚症状も消失したため、根治手術せずに経過を観察していました。3年6ヶ月後に再発し食道切除術を含め積極的な治療に取り組みましたが放射線も抗がん剤も効果がなくなり、食物通過障害を合併して我々の緩和ケア病棟に入院となりました。

「Mさんは寡黙でしたが、芯の強い人でした。食べられない事を改善するために施行した放射線治療の効果を期待していました。しかし時間が経過しても変わらず食べられない事から『放射線治療の効果がなかった』と落胆していました。今まですべての治療選択を自分で決断してきただけに悔しかったと思います。内視鏡的な食道拡張術を提案しましたが、『痛いことは嫌だ！』と強い信念がありました。奥さんは3歩下がって夫に従う大和撫子でした。その奥さんに看取って頂きました。今は長い苦しみから解放されて良かったですね。ゆっくりお休みください。」

## 第66話　N氏　60代　男性　耳下腺がん

Nさんは食欲不振、痩せが著明で検査したところ、肺・肝・骨を含むがんの全身転移と診断されました。原因は30年前に施行した〝耳下腺がん〟と判断され、手の施しようがないと言われ、BSCとなって我々の緩和ケア病棟に入院となりました

「Nさんは入院時の画像検査で我々がびっくりするくらい全身にがんの転移がありながら、自分から身体の不調を訴える事はありませんでした。悪液質（注45）にもかかわらずです。それどころか車椅子で散歩したいと言って、亡くなるその日に駆けつけた家族と一緒に車椅子散歩し、たばこを吸ってきました。それから4時間後に家族の見守る中静かに永眠されました。まさにNさんの生き様でしたね。良かったですね。ゆっくりお休みください。」

（注45）悪液質：がんの進行に伴い、体重減少、低栄養、消耗状態が徐々に進行していく病態の事。最終段階

のがん患者さんが痩せていくのはこの理由による。

**第67話　O氏　80代　女性　卵巣がん**

Oさんは初診時に〝卵巣がん〟がん性腹膜炎と診断されました。しかしがん病名も告知されず、エビデンスの高い標準化学療法も家族が希望されず、かかりつけ医で経過観察していました。１年後に腰痛をきっかけに水腎症と診断されましたが、改めてBSCを再確認。がん性疼痛が強くなり症状コントロール目的に我々の緩和ケア病棟に入院となりました。

「Oさんは緩和ケア病棟で１３６日間もの良い時間を過ごして頂きました。それはOさん自身の生きる力が強かったからだと思います。入院60日後くらいから尿量が減少、寝る時間が長くなり生命の予後予測は１週間前後の週の単位と家族に伝えましたが、そこからなお３ヶ月も頑張りました。無尿になってさえ10日間以上も頑張りました。娘さんも我々の要請にその都度応じて寄り添ってくれました。最期はその娘さんに看取って頂きましたが、他の家族が来られるのを待って死亡宣告しました。これで良かったですか？　ゆっくりお休みください。」

**第68話　P氏　40代　男性　後腹膜絨毛がん**

Pさんは〝後腹膜絨毛がん〟によるがん性疼痛コントロールを緩和ケア病棟に入院して達成した後、療養の場所は自宅、症状の経過観察は２週間に一度の緩和ケア外来の受診と設定してフォローしていました。２回目の外来で左側腹部のがん性疼痛が増悪し、オピオイドを増量して処方しましたが、その４日後に嘔気・嘔吐があり我々の緩和ケア病棟に入院となりました。嘔気の原因はオピオイド増量の副作用ではなく、絨毛がんの増大に伴う大腸の圧迫が原因でした。さらに下血している事もわかりました。

「Ｐさんは前回退院時から腹部膨満感を自覚していましたが、これを訴えると退院できなくなるため我慢していたとわかりました。２回目の緩和ケア病棟入院時の検査の結果、絨毛がんの増大から単に大腸を外から圧迫して閉塞させるだけでなく、大腸壁内に浸潤して下血している事実をＳＨＡＲＥ-ＣＳＴを用いて伝えましたが、涙しながら受け入れようとしていたＰさんの姿が印象的でした。その後もずっと自分の病気と真摯に向き合っていました。最期は眠りたい自分の意思をはっきりと訴え、その意思を貫いたため、カンファレンスの結果、最後は持続的な調節性鎮静して39日間の緩和ケア病棟の生活を終了しました。眠っている間も大勢の家族に見守られて良かったですね。ゆっくりお休みください。」

**第69話　Ｑ氏　60代　男性　膀胱がん**

Ｑさんは仕事中に高所から転落して脊髄損傷、下肢麻痺という病気のため、定期的に膀胱に留置している尿バルーンを交換する事が必要でした。これが留置困難となった事がきっかけで〝膀胱がん〟水腎症と診断され放射線化学療法を３ヶ月続けましたが効果がなく、ＢＳＣとなって我々の緩和ケア病棟にやって来ました。

「Qさんは自衛隊在籍中に脊髄損傷となり、労災が認められてお金には不自由していませんでした。入院当初のキーパーソンは血のつながりのないヘルパーさんでしたが、75日間の緩和ケア病棟の生活の中で、息子さんが北海道に、娘さんが大分にいる事がMSWの調べでわかりました。Qさんと２人とは日頃の付き合いはありませんでしたが、連絡すると快く２人そろって来院し、今までの経過を説明した上でキーパーソンは大分の娘さんになってもらいました。これがある意味転換点となり、今までQさんが自由に出来ていた事が、お金の制約から出来なくなりストレスがたまっているように見えました。しかし、自分の死後の事で子供たちに迷惑をかける事と引き換えに我慢しているように見えました。最期は息子、娘さん２人に見守られながら旅立ちましたが、遺体は家族に引き取られる事になりました。良かったですね。ゆっくりお休みください。」

## 第70話　R氏　60代　女性　胃がん

Rさんは初診時から〝手術不能胃がん〟で診断した治療医の外来でフォローされてきましたが、腹部膨満があり我々に紹介があってそのまま我々の緩和ケア病棟にやって来ました。

「Rさんは胃がんのため腹膜播種から腸閉塞を合併したり、出血性貧血を合併したり様々な合併症を発症しました。様々な症状がある中、それでも家族は在宅を希望しましたが、Rさん自身は家に帰る事を拒否していました。Rさんと家族間とで調整した結果、今回は家族が病院でRさんに寄り添う事になりました。Rさんは芯の強い人で、最後まで仕事の鬼、残される家族の事で頭がいっぱいでした。自分の意思をはっきり伝える強固な精神力を持ち合わせていました。だから家族には迷惑をかけたくないと入院を続けたのですね。緩和ケア病棟の89日間の生活の中で家族の皆様はRさんの母親学を学びましたか？　最期は家族の見守る中での安らかな永眠。良かったですね。ゆっくりお休みください。」

## 第71話　S氏　70代　男性　肛門管がん

Sさんは肛門の痛みをきっかけに〝肛門管がん〟と診断されました。診断医のクリニックで直腸切断術、人工肛門造設術を施行しましたが、手術後すぐに肋骨転移、肝転移、肺転移と進行し、がん拠点病院でさらなるがん治療する事を示唆されました。しかし、がん拠点病院では積極的な治療の適応はないと言われ、我々の緩和ケア病棟にやって来ました。

「Sさんは基礎疾患の慢性閉塞性肺疾患のため呼吸困難感が気になる主症状でした。この呼吸困難感は簡単に薬剤で改善され、Sさんの活動度が上がり、おいしく食事を頂けるようになったと感謝の言葉もありました。あまり苦しいとか痛いとか言わないSさんで、亡くなる前日まで『ご飯が美味しくなった』という言葉が本当に印象的でした。最終的にがんの進行からわずか8日間の緩和ケア病棟での生活でしたが、安らかに旅立つ事が出来たと信じています。良かったですね。ゆっくりお休みください。」

## 第72話　T氏　50代　女性　後腹膜平滑筋肉腫

Tさんは子宮筋腫で手術した後、順調に経過していました。手術1年6ヶ月後に下腹部痛がありましたが、良性疾患の手術後であったため気にする事なく病院を受診しませんでした。しかし下腹部痛は改善せず、下腹部に大きな腫瘍を触れるようになって治療医の外来を受診したところ骨盤内腫瘍を指摘され〝後腹膜平滑筋肉腫〟と診断されました。既に骨盤内を占拠するように大きく有効な治療法がない事からBSCとなり我々の緩和ケア病棟にやって来ました。

「入院時には既にがんは増大して尿管に浸潤、水腎症を合併していました。様々な緩和的治療を試みましたがいずれも著明な効果は得られず、わずか8日間の緩和ケア病棟の生活で終了しました。何も出来ずにごめんなさい。そんな中Tさん自身は、こんな状態にもかかわらず家に帰って子供の『結納』を立派に務めあげたのが最期の親としての仕事でした。これがTさんの底力ですね。今はもうゆっくりお休みください。」

## 第73話　U氏　70代　男性　直腸がん

Uさんは血便をきっかけに〝直腸がん〟と診断されました。根治手術のためには必要な人工肛門造設術を拒否したため、根治手術する事が出来ず、放射線化学療法を続けてきました。1年後に骨転移して歩けなくなった事から最終段階の直腸がんとして我々に紹介があり、我々の緩和ケア病棟にやって来ました。

「Uさんは負けず嫌いで、骨の転移にもかかわらず奇跡を信じて必死に歩けるようにリハビリする姿がまぶしいくらいでした。誤嚥して食べるのも怖くなりましたが、その気持ちにスタッフが気づいて嚥下訓練、呼吸リハビリを提案して、また前向きに食事が出来るようになりました。亡くなる日の朝まで朝の回診の時に主治医に『ヤッホー』と手を振って朝食を食べてくれました。こうして119日間の緩和ケア病棟での生活を静かに穏やかに終了しました。長い闘病生活お疲れ様でした。ゆっくりお休みください。」

**第74話　V氏　50代　女性　子宮頸がん**

Vさんは〝子宮頸がん〟の初診時に手術適応にはならず、標準化学療法を施行しました。既に腹膜播種やリンパ節に転移していたからです。抗がん剤を使用中にトルソー症候群と言われる脳梗塞を合併して化学療法の継続が出来なくなりBSCとなりました。「今後は家族と良い時間を作って欲しい」と治療医の勧めがあり、我々の緩和ケア病棟を紹介されてやって来ました。

「Vさんは最終段階によく見られる出血傾向が既に出現した状態で、さらに新たな脳出血を合併する中、凄まじいほど生き抜きました。Vさんはしゃべる事も出来ず、子供たちにメッセージを残す事も出来ませんでしたが、自分が生きる事、生きる姿でメッセージを残していたのだと思います。最期には娘さん2人がVさんをお風呂に入れていました。こうして39日間の緩和ケア病棟での生活を静かに終了しました。良かったですね。ゆっくりお休みください。」

## 第75話　Ｗ氏　50代　女性　膣がん

Ｗさんはｓｔａｇｅ Ⅳの〝膣がん〟と診断され、標準化学療法を受けていましたが効果がなく、治療医との話し合いの結果、療養の場所を在宅に移して経過を観察していました。しかし嘔気・嘔吐が出現すると入院して胃空腸吻合術を、黄疸が出現すると入院して減黄処置として胆管ステント挿入を治療医で行っていました。その治療医からＢＳＣの宣告を受け、緩和ケアを紹介されて我々の緩和ケア病棟にやって来ました。

「Ｗさんは愛する家族３人に加え、犬の『次郎』に囲まれて良い時間を緩和ケア病棟で過ごす事が出来ました。意欲的な性格で〔丸山ワクチン〕に希望を託していました。腹水に対する濃縮還流（注46）も呼吸困難感に効果があったようです。Ｗさんのすごいところは口ではなく、態度で子供たちの見本であり続けようとしていた事です。Ｗさんの底力、家族の絆は見事でした。最期は愛する家族３人に囲まれて35日間の緩和ケア病棟での生活を終了しました。犬の『次郎』はいませんでしたが、良かったですね。ゆっくりお休みください。」

（注46）濃縮還流：腹水や胸水などを、血液透析で用いるフィルターを通し、がん細胞や細菌などを除去し腹水の中に含まれるタンパク質を濃縮して点滴して身体の戻す治療法。

Column 4

# 緩和ケア医になるまで（その1）――幼少期

大分市の中心部と周辺部とを分ける南側の境に小高い丘があり、そこに比較的長いトンネルがありました。丘には峠があり、トンネルを通らなくても中心部に行く事は出来ました。小さい少年にとっては少し怖さも感じる程のトンネルの暗さでしたが、なぜか通るのはトンネルの方でした。早かったし、きつくなかったからです。トンネルを一歩超えて町中に入ると目映いばかりの賑やかさを感じます。大分駅も大分県庁、市役所、図書館、美術館などすべてはトンネルの向こう側にありました。自転車で通った小学校、中学校もトンネルの向こう側です。高校は丘の頂上にありました。トキハという老舗デパートも向こう側にあり、親に連れられて屋上の遊園地で遊んだ後、1階下のレストランで食事するのが最高の小学生の休日の過ごし方でした。

一方、トンネルのこちら側は田んぼだらけの田園風景で、畑や田んぼも牛や馬で鋤いていました。風向きによって、骨粉工場のくさい臭い、お菓子工場の甘い匂い、時には近所の牛や山羊の糞尿の臭いが漂ってきます。それらが入り交じったような臭いが漂ってくる事もありました。我が家はトンネルの少し手前の周辺部側にあったからです。しかし決して嫌な臭いではありませんでした。今となっては懐かしくさえあります。近所の子ども連中と朝から晩まで草野球をしていました。ちょうど巨人軍に長嶋さんや王さんが入団した頃です。大分ではテレビも新聞報道も巨人に偏重していました。全く他のチームの事を知らないのでご多分に漏れず巨人・大鵬・卵焼きになるのも致し方ありません。もっとも我が家では父親が柏戸のファンだったこともあり巨人・柏戸・卵焼きでした。中学では野球部があったにもかかわらず卓球部と剣道部と統計クラブとに所属していました。統計クラブでは計算尺に熱中し大分県大会で優勝した事もあります。また剣道部では近くの山をランニング中、みかん山があって、喉が渇くと時々みかんを失敬していました。悪ガキ集団ですよね。

勉強の方は学校で習うよりは父親が先生でした。小学校高学年でつるかめ算の代わりに連立方程式で問題を解いていました。これらの知識の蓄積のお陰で中学までは学業で苦労した覚えはありません。しかしその神通力も高校に入ると薄れて錆びたものになっていきました。『親の気持ちは子知らず』とはよく言ったもので勉強が楽しいと思った事は一度もありません。やらされ感が強かったからです。その分反抗期が長かったようでした。（自覚がない！）ただ親にも感謝しないといけません。後になって医師になりたいと思った時に医学部に合格するだけの最低限の学力を付けてくれていたからです。

そうこうして全く苦労知らずにスクスクと成長していったようです。世間の世の字も知りません。

医師を目指すべく、高校・予備校生活の様子はコラム５に譲ります。

# 第5章　受　容

## 第76話　A氏　90代　女性　外耳道がん

Aさんは〝外耳道がん〟と診断され腫瘍摘出手術を受けました。手術後4年目に外耳道局所に再発が確認されましたが、普段の生活様式、年齢などから積極的な治療の対象とはならず、自宅で生活し在宅医の訪問診療を受けていました。在宅生活の中で嚥下困難となり、栄養面で不安な事から本人が入院を希望して我々の緩和ケア病棟にやって来ました。

「Aさんは自分にとって『畑仕事する間が自分の人生、人間としての尊厳が保てる時間』という信条がありました。自分から入院を決定した後は点滴、胃瘻造設、経鼻胃管の挿入などすべての医療行為を拒否しました。点滴だけは何とか必要最小限の200㎖だけ施行する事ができました。ベッドサイドでは『早く楽になりたい』との言葉があり、時間をかけて聴いていくと『これ以上痩せたくないから』と主治医に打ち明けました。『早く楽になりたい』の真意は、『早く死にたい』ではなく、痩せていく姿に尊厳が失われていく事が理由とわかりました。この明確なAさんの尊厳をスタッフも強く感じ、全員で共有しました。こうして30日間の緩和ケア病棟の生活を静かに終了しました。最期の顔はとても穏やかに見えました。良かったですね。ゆっくりお休みください。」

## 第77話　B氏　70歳　女性　乳がん

Bさんは〝乳がん〟手術後の合併症であるリンパ浮腫のためサポーター作成目的でリハビリ専門病院に入院していました。それが完成して退院を勧められましたが倦怠感が強く自宅での生活は困難と判断され、そのまま我々の緩和ケア病棟に転院となりました。

「Bさんは乳がんのすべてを受容しているように見えました。本人に『どうして穏やかにしていられるのですか？』と確認すると『表面上は！』と謙遜して笑っていました。自らは抗がん剤治療中止の意思でしたが、息子さん達のために今まで2年間も頑張ってきたのでした。緩和ケア病棟にやって来て、やっと抗がん剤治療から解放されて本来のBさんらしさを存分に発揮できたように思います。亡くなる2日前にクリニカルクラークシップに参加して頂きましたが、何か人の役に立ちたいと思っていたのですね。我々スタッフもそんなBさんの事が大好きでした。最期は家族が見守る中、静かな旅立ちでした。良かったですね。今はもうゆっくりお休みください。」

## 第78話　C氏　80代　男性　悪性リンパ腫

Cさんは〝悪性リンパ腫〟の最終段階として紹介を受けました。全身状態の評価のため一度緩和ケア病棟に入院して頂きました。画像検査ではリンパ節の腫脹は部分奏功（PR）（注47）していたため自宅での生活は可能と考え療養の場所は自宅、訪問看護師の導入、症状コントロールは我々の緩和ケア外来受診と設定していました。経過中に息切れがひどくなり、症状コントロールのため我々の緩和ケア病棟に2回目の入院となりました。

「Cさんは最期の瞬間すべてを悟り『従容として死の床につく』事が出来た立派な侍でした。主治医だけでなく息子さんを含む家族にも自分の覚悟を伝える事が出来ました。その時、Cさんの目に涙がありました。『もう十分生きた。これ以上望むことは何もない』と家族が見守る中での大往生でした。良い死の条件に『感謝できる人生』と『許す事ができる人生』と言います。Cさんも自分を許したのですね。これでいいのだと思ったのですね。良かったですね。ゆっくりお休みください。」

（注47）ＰＲ（Partial Response）：抗がん剤の奏効率のうち腫瘍の大きさが30％以上小さくなった部分奏功の事。

## 第79話　Ｄ氏　80代　女性　膀胱がん

Ｄさんは〝膀胱がん〟と診断され1回目の疼痛コントロール入院後に、療養の場所は自宅、症状の経過観察は緩和ケア外来受診と設定していました。本人は何も食べたくないのですが、家族が食べさせると1口～2口、口に含む程度の摂取量で、食欲不振とこの間3～4kgの体重減少があり家族が心配して我々の緩和ケア病棟に2回目の入院となりました。

「Ｄさんとは１４３日間と長い付き合いとなりました。入院理由となった食欲不振や倦怠感は必要最小限の輸液と薬剤投与とで容易に改善し、これ以後良い時間を過ごす事が出来ました。Ｄさんには最終段階のがんという悲哀さはまったくなく、積極的に病棟内の音楽会や誕生会などのプログラムに参加して楽しんで頂きました。リハビリの若いスタッフとも積極的に交流していました。しかし、この間にもがんは確実に進行してゆき、最期まで暗さもなくゆっくりと自然に、静かに永眠されました。家族に見守られての旅立ち、良かったですね。ゆっくりお休みください。」

## 第80話　E氏　50代　女性　乳がん

Eさんは〝乳がん〟手術後2年目に肺転移、骨転移、リンパ節転移で再発が明らかとなりました。その後2年抗がん剤治療を継続してきましたが、さらにがんは脳転移と進行したためBSCとなって我々の緩和ケア病棟にやって来ました。

「Eさんはピュアな心の持ち主です。入院時にはすべてを受容しているように見えました。『調子が良い時は、息子さんと良い時間を過ごしたい！』とEさんが言った時Eさんが目を輝かせている事を主治医は見逃しませんでした。すかさずその事を反復すると本当にうれしそうな顔をしていました。その息子さんが仕事の都合をつけて介護のために奈良から帰省した事、うれしかったですね。そしてEさんの心の支えでしたね。主治医が看護師を叱ると『看護師は皆自分の娘たちのよう、叱ったら駄目』とか『看護師は背中に羽が生えた天使のよう』とかおっしゃっていました。こんなEさんだからこそ家族もEさんに献身的でした。最期は息子さん夫婦、お孫さんに囲まれての永眠、良かったですね。ゆっくりお休みください。」

## 第81話　F氏　70代　男性　膵がん

Fさんは〝膵がん〟と診断されましたが手術できず、外来で抗がん剤治療を施行してきました。８ヶ月後には抗がん剤の効果がない事がわかりＢＳＣとなって我々の緩和ケア病棟にやって来ました。

「Fさんも大和魂を持った立派な紳士でした。自分の寿命を受容しながら自分の意思を貫き、今後を見据えて最期の瞬間まで緩和ケア病棟でも終活していました。『今自分ができる事を全部終了したら、亡くなる12時間前になったらすべての治療を終了して欲しい』と主治医に訴えました。そこまで自分の意思を伝えた人はいません。幸いに痛みはコントロール下にあり最後まで家族と良い時間を緩和ケア病棟で過ごす事が出来ました。最期は家族が到着するのを待つかのように静かに安らかに30日間の緩和ケア病棟での生活を閉じました。家族がそろった中での永眠、良かったですね。亡くなる12時間前に治療の中断はしませんでしたが、主治医として預かった命は12時間前にご家族にお返ししました。これで良かったですか？　ゆっくりお休みください。」

## 第82話　G氏　70代　男性　悪性胸膜中皮腫

Gさんは労作時の息上がりをきっかけに〝悪性胸膜中皮腫〟と診断され、それ以来抗がん剤治療を5年続けてきました。しかし効果がなくなり、ＢＳＣとなって我々の緩和ケア病棟にやって来ました。

「Gさんは亡くなる1日前まで、はっきりした口調で会話する事が出来ました。その中で、①自分の死を受容している事、②次男さんに会いたい事、会って話したい事がたくさんある。と言っていました。息子さんに伝えたいメッセージを書いて下さいとお願いしましたが、体力が限界のため実行できませんでした。その次男さんが予定より早く帰省し短い間でしたが良い時間を緩和ケア病棟で過ごして頂きました。十分話せましたか？　良かったですね。ゆっくりお休みください。」

この事例をきっかけに主治医はディグニティセラピー（注48）の必要性を強く感じ、研鑽するようになった事を付記します。

（注48）ディグニティセラピー：最終段階の患者さんの苦しみに対処する精神療法。自分の人生の物語や達成できた事、家族に覚えておいて欲しい事などを面接で語って頂き、テープ録音して逐語訳して編集され、最終的に患者さんに贈られる。

**第83話　H氏　80代　男性　肺がん**

Hさんは最終段階の〝肺がん〟として紹介を受けました。一度短期間入院して頂きHさんの現状を把握した後、療養の場所は名古屋の娘さんの協力で自宅、症状の経過観察は緩和ケア外来受診と設定して、良い時間を自宅で過ごしていました。しかし、呼吸困難感があって急遽我々の緩和ケア病棟に2度目の入院となりました。

「以前の入院の時、せん妄を合併していたため、今回もせん妄のリスクがある事を承知した上でオピオイドを開始しました。これで呼吸困難感は改善しました。せん妄の再発を心配していましたが合併しませんでした。その後は良い時間を過ごしクリニカルクラークシップにも参加して頂きました。Hさんは主治医が診た中でも自分の寿命を受容しているように見える一人でした。自分の不安を外に漏らさない人でした。たった一つの望みは『最期の瞬間に痛くないように！』という事でした。この事をHさん、家族、我々医療者とで共有し、最期の2日間のみ持続的な調節性鎮静となりました。家族も我々も安楽そうなHさんの顔の表情に安心しました。これで良かったですか？　ゆっくりお休みください。」

**第84話　I氏　70代　女性　膵がん**

Iさんは〝膵がん〟肝転移の最終段階として紹介を受け療養の場所は自宅、症状の経過観察は緩和ケア外来受診と設定していました。そんな中、下肢の怠さ、疼痛を訴え、検査の結果、深部大腿静脈血栓症（注49）と診断して、線溶療法を入院して施行し一旦は改善して退院できました。しかし再発したため我々の緩和ケア病棟に入院となりました。

「Iさんは自分の考えをしっかり主治医に伝える事が出来る人でした。深部大腿静脈血栓症に線溶療法しましたが、転倒して頭を打ち急性硬膜下血腫を合併しました。線溶療法が仇となって出血を助長してしまいました。その転倒する日の夕方に1時間近くIさんの人生を伺う機会がありました。その中で、Iさんは『自分は十分生ききった。悔いはない』とおっしゃっていました。転倒して意識混濁の中、奇跡的に意識が回復した時間があり家族と話す事も出来ました。皆にお別れの言葉を言うためだったのですね。最期は息子さんも東京から駆けつけてくれました。良かったですね。ゆっくりお休みください。」

（注49）深部大腿静脈血栓症：表在性の静脈ではなく、深部の静脈に血栓を生じ赤く腫れ上がったり痛みを生じたりする。寝たきり状態の人に起こりやすい。

## 第85話　J氏　80代　女性　膀胱がん

Jさんは初回の〝膀胱がん〟を膀胱鏡下手術で施行した後、5回再発して5回膀胱鏡下手術をしてきました。初回手術から13年目に膀胱摘出術施行しましたが遠隔転移が肺、肝、リンパ節と広がっていきBSCとなって我々の緩和ケア病棟にやって来ました。

「Jさんは主治医が特に傾聴・共感したわけでもなく、心は澄み切った青空のように自分の病気・寿命を受容していました。緩和ケア病棟に足を踏み入れた瞬間に『天国に来たみたい』と言い、自分のやりたい事、出来る事を次々と実行していきました。佐世保海軍音楽隊所属のお孫さんも緩和ケア病棟に来てくれたお陰でお孫さんの演奏を楽しむ事が出来ました。緩和ケア病棟の生活は51日間でしたが、充実した生活でしたね。最期は家族だけでなく我々にも感謝の言葉を述べて頂き、愛する家族に囲まれて穏やかに逝きました。ありがとうございました。良かったですね。ゆっくりお休みください。」

**第86話　K氏　70代　男性　胃がん**

Kさんは20回も最終段階の〝胃がん〟として緩和ケア病棟の入退院を繰り返していました。ほとんど経口摂取ができない状態の中での事です。入院の度に行った面談でも療養の場所は自宅にこだわり、症状の経過観察は緩和ケア外来の受診で、主治医による往診も拒否していました。前回の入院から40日後にがん性疼痛の増強を来たしましたが、定期の外来受診日まで待って、外来を受診した結果、緩和ケア病棟に21回目の入院となりました。

「Kさんは人間として立派で、自分の死に対して真摯に向き合っていました。自分自身の体力・気力を確認する方法として自宅で生活し、点滴せず、痛み止めをせず過ごせる事が一番と考えて、その言葉を実行しながら入退院を繰り返したのでした。その都度体力がなくなっていく事を自分の身体で確認し、自分の将来も深く考え自己成長していきました。入院後は自分の死に方を主治医には伝えませんでしたが奥さんにはきちんと別れの言葉、感謝の言葉、死後の段取り等を伝えていたそうです。すごいですね。長い間本当にお疲れ様でした。ゆっくりお休みください。」

**第87話　L氏　70代　男性　肝がん**

Lさんは食欲不振、体重減少をきっかけに〝肝がん〟と診断されました。既に切除不能段階のため化学療法が始まりました。しかし倦怠感や食欲不振などの副作用が強く、日常生活を送る気力も失せ、これ以上抗がん剤の継続困難となってＢＳＣとなりました。以上の経過で我々の緩和ケア病棟にやって来ました。

「Lさんは人なつっこい笑顔で緩和ケア病棟ではアイドル的存在でした。Lさん自身の病気の認識度、病気の深刻度を知るために何度も時間をとって傾聴・共感しようとしましたが主治医の未熟さ故にうまく出来ませんでした。Lさんから言語的な答えはありませんでしたが、非言語的には自分の病気はすべてを承知していると訴えていたように思います。最後は家族がそろう中穏やかに永眠されました。良かったですね。ゆっくりお休みください。」

## 第88話　M氏　50代　女性　膵がん

Mさんは〝進行膵がん〟と診断され、点滴による標準化学療法を1年3ヶ月施行してきましたが、抗がん剤の効果がなくなり腹水も出現してきたためBSCとなり我々の緩和ケア病棟にやって来ました。

「Mさんは医療関係者で、病気や症状に関して詳しく知っていました。それだけに今後起きうる症状の推移に対して不安が強いようでした。結果的にMさんが満足のいく疼痛コントロールや嘔気・嘔吐に対するコントロールが出来ませんでした。ごめんなさい。しかし、自分の病気は受容していたようで残される夫や子供さんたちにはメッセージを伝えていました。最期はMさんの望み通りに旦那さんと息子さんとに手を握られて緩和ケア病棟での31日間の生活を静かに終了しました。これで良かったですか？　ゆっくりお休みください。」

## 第89話　N氏　70代　女性　乳がん

Nさんは初回〝乳がん〟手術を皮切りに、皮膚転移・骨転移などに10年来治療を続けてきました。しかし抗がん剤の効果は薄れこれ以上の積極的な乳がん治療の中止を宣告されて我々の緩和ケア病棟にやって来ました。

「Nさんは乳がんの主治医からがんの再発の告知を受けた時、毅然とした態度で自分の運命を受容したと聞いています。その通りに198日間に及ぶ緩和ケア病棟での生活の中でも各種イベントに積極的に参加して楽しんだり、自らの趣味であるお茶をスタッフに振る舞ったりしてくれました。自分から痛いとかきついとか口にしない大和撫子という言葉がぴったりした人でした。病気の進行から水頭症を合併して認知症状が進む中でも、立ち居振る舞いは毅然としていました。最期は家族全員に会えて、家族に囲まれた中での旅立ちでした。良かったですね。ゆっくりお休みください。」

## 第90話　O氏　60代　女性　乳がん

Oさんは20年近く〝乳がん〟としての治療や合併症の治療を続けてきました。しかしながら治療効果が思うようにならず、積極的な乳がん治療の中止を宣告され在宅で往診医の往診を受けながら経過を観察していました。しかし倦怠感が著明となり在宅での生活は困難と判断した往診医の紹介で我々の緩和ケア病棟にやって来ました。

「Oさんは『白菊会』という死後に身体を献体する組織に登録していました。自分が死んでも医学生のため役に立ちたいと思う気持ちからでした。また33日間の緩和ケア病棟に入院中も、医学生のために積極的にクリニカルクラークシップに参加して頂きました。自分の役割がある事が嬉しいようでした。そしてすべてを受容しているように見えました。息子さんが元気に仕事をしてくれる事が自分の誇りのように振る舞い、息子さんもOさんの気持ちに答えてお嫁さんになる人をOさんに紹介していました。最期はその息子さんが半日間付き添い、看取って頂きました。最期の顔に苦しんだ様子はありませんでした。良かったですね。ゆっくりお休みください。」

## 第91話　P氏　80代　男性　悪性リンパ腫

Pさんは最終段階の〝悪性リンパ腫〟として紹介を受け、面談の結果療養の場所は自宅、症状の経過観察は我々が出向く訪問診療と設定して緩和ケアをスタートさせました。倦怠感が強い事がPさんの気になる身体の症状の一番で、このために緩和ケア病棟での輸血-自宅退院を計11回繰り返しました。在宅の間は主治医が往診して症状の推移や輸血のタイミングを経過観察していました。12回目の入院も倦怠感が強い事から症状コントロール目的で入院となりました。

「Pさんはパーマ屋さんを営む女系家族の中の貴重な男性の存在でした。往診すると店で仕事をしている奥さんや娘さんの声が聞こえる居間で生活していました。勿論必要な時はいつでも手を休めて居間に駆けつけてくれました。お客さんもご近所の方ばかりでPさんが自宅療養中である事は理解してくれて仕事の手を休める事を許していました。まるで地域の人全員がPさんを見守っているようでした。入院している間も大勢の家族が交代で優しく見守ったり、輸血をすると元気になって病院の近所のラーメン屋さんに出前を注文したりしました。しかし輸血をしても効果が薄れてきたり、効果がある期間が短くなったり、さらに下血を伴うようになったりしてPさんの気持ちは落ち込んでいきました。それでも『行き着くところに落ち着く！』と受容しているように見えました。最後の輸血になった時のPさんの屈託のない笑顔が忘れられません。そして大勢の家族に見守られながら静かに穏やかに旅立ちました。良かったですね。ゆっくりお休みください。」

**第92話　Q氏　60代　女性　大腸がん**

Qさんは最終段階の〝大腸がん〟として紹介を受け、面談の結果、療養の場所は自宅、症状の経過観察は緩和ケア外来の受診と設定して緩和ケアをスタートさせました。この間1度緩和ケア病棟に入院して疼痛コントロールをした後、自宅に退院して楽しい在宅生活を送っていました。1ヶ月後に腰痛がありコントロール目的に我々の緩和ケア病棟に再び入院となりました。

「Qさんは2回目の緩和ケア病棟の30日間の生活の中で、次第に自分の寿命を受け入れていったような気がします。最後の最後まで3人の娘さんには母親らしく接し、最後まで目を見開いて子供たちの姿をまぶたに焼き付け『自分の意思を引き継いで！』という強いメッセージを残しました。その事は我々の心の中にも焼き付いています。最期は娘さんたちが見守る中静かに旅立ちました。良かったですね。ゆっくりお休みください。」

## Column ❺ 緩和ケア医になるまで（その2）——青年期　医師を目指して

中学、高校は地元の名門（?）と言われる学校に進学しました。

中学は1学年4クラス200人、高校は1学年13クラス600人のマンモス高校です。当時は在校生の規模が同じくらいの鹿児島の鶴丸高校、福岡の福岡高校と九州大学に合格する人数を争っていて、負けた2校が勝った1校に日本酒一升を送る風習があったと先生が話していた記憶があります。朝8時前から授業が始まり午後5時くらい（記憶が薄れている）までのスパルタ教育でした。名物教師が何人もいました。

中学高校はあまり勉強した記憶はなく、むしろ高校では嫌いな英語の先生の授業の時は抜け出してアイスクリームを食べに行って廊下に立たされたり、禁止されていたバイクの免許を自動車学校に取りに行ったりしていました。その自動車学校で一緒になった先生が翌年度の高校担任となり、ばれてしまいました。こんな訳で医学部に現役合格するはずがありません。また石にかじりついてでも医師になりたいとまでは思っていませんでした。たまたま従兄が東京で東京大学受験のために浪人生活をしており、後を追うように初めて親元を離れて東京で生活しました。倍率4～5倍の医学部の試験には落ちましたが、倍率

40〜50倍の予備校の試験には合格しました。御茶ノ水にある予備校に通ったのですが、浪人の悲哀さは全くなく、いやむしろ東京の何と刺激的な所だったことか！

東京では高田馬場の4畳半一間のアパート暮らしでした。同じ大分県出身の南こうせつが歌う『神田川』の世界です。純朴な少年にとって東京の人の多さ、歩くスピードの速さに驚き、電車にはお尻から乗る事を初めて学びました。一度紙袋をもって地下鉄に乗り、降りた時には紙袋の〝とって〟しか残っていない事もありました。本体は戻ってきませんでした。恐ろしいところです。一方、楽しい刺激もたくさんありました。予備校通学の途中に後楽園球場があり午前中に終わる予備校の帰りに何度も寄り道しました。おかげで長嶋選手の引退試合を見に行く事が出来ました。ダブルヘッダーの合間に長嶋さんがグランドを1周して手を振ってくれました。「巨人軍は永久に不滅です」の言葉を生で聞きました。長嶋選手も泣いていましたが、周りの観客も皆泣いていました。勿論自分も泣きました。忘れられない思い出です。

なんとなく医師にはなりたいと思っていましたが、転換点が訪れたのは東京生活3年目でした。予備校は1年ごとですが、顔見知りは何人もいました。ある程度は（高校時代よりは）勉強していましたが、その友だちが次第に大学に合格していったからです。このままでは何も変わらないと自覚して、生まれて初めて死に物狂いで勉強しました。予備校の授業も含めて1日15時間以上勉強する生活を半年続けました。面白いもので受験して手応えがあった年は大学に不合格でしたが、最後の受験の時はまるで自信がありませんでした。そんな時に合格するものですね。

# 第6章　自己成長は続く

## 第93話　A氏　60代　男性　胃がん

Aさんは〝胃がん〟と診断され胃全摘術を施行しました。手術後1年6ヶ月経過してがん性腹膜炎で再発し、標準化学療法を施行していましたが4ヶ月後の画像検査で抗がん剤の効果なしと判断され、積極的ながん治療の中止を治療医から宣告されました。こうして我々の緩和ケア病棟にやって来ました。しかしAさんも家族も緩和ケアの意味を理解しないままの入院でした。

「Aさんは類い希な精神力の持ち主でした。最後まで生き続けようと頑張り抜きました。しかし36日間の緩和ケア病棟の生活を続けていく内に、Aさん本人も、奥さんも娘さんも徐々に緩和ケアの意味を考えていくようになりました。身体症状だけではなく心の辛さをケアする事の大切さ、がんになったからこそ初めてわかる人々の親切さ、優しさ、がんであっても穏やかになれる事を学び自己成長していきました。ありがとうございます。その結果、最期は家族がそろう中、静かに自然に旅立ちました。長い間お疲れ様でした。良かったですね。ゆっくりお休みください。」

## 第94話　B氏　50代　男性　腎がん

Bさんは〝腎がん〟と診断され、化学療法を続けましたが、肺塞栓という重篤な抗がん剤の副作用を合併したため化学療法の継続が困難となり中止となりました。Bさん本人は手術しさえすれば治ると思っていた矢先、その希望の手術が出来ないと告知され失意の中、我々の緩和ケア病棟にやって来ました。ただ1点問題がありました。今はそんな事はありませんが、Bさんは生活保護受給者のため当時では贅沢と考えられていた緩和ケア病棟に入院する許可が市役所から出なかったのです。まず、一般病棟に入院して頂き、市の担当者とMSWの懸命な交渉の結果、緩和ケア病棟に転棟する事ができました。

「Bさんは、心を込めた緩和ケアは人生の最終段階にある患者さんでさえ生命の予後を延長すると実感させてくれた人でした。眼の前が真っ暗になり途方に暮れて緩和ケア病棟にやって来ましたが、主治医とBさんとBさんの音楽パートナー〝ｓｕｍｉさん〟とで声を出して「ドミソ」をハモッた事から、『良い声が出ますね！』と何気なく言った主治医の一言がBさんの潜在能力を引き出しました。〝ｓｕｍｉさん〟との音楽ユニット〝ＧＯＯＤ ＬＵＣＫ〟という自分の役割を思いだし、〝ｓｕｍｉさん〟とともにそれを実現しました。それから毎週金曜日の音楽会を病棟カフェテリアで開催したり、病院全体の中で音楽会を開催したりしてくれました。音楽会ではBさんの音楽を聴いて患者の皆様に勇気と感動を与え、逆に聴いてくれた皆さんからもBさんが勇気をもらっていました。こうして２２７日間に及ぶ緩和ケア病棟での生活を穏やかに過ごすことが出来ました。天涯孤独で家族がいないBさんですが、最期は素晴らしい音楽仲間が看取ってくれました。良かったですね。ゆっくりお休みください。」

なお、Ｂさんを偲ぶ音楽仲間の音楽会は今も続いている事を付記します。

## 第95話　Ｃ氏　60代　男性　耳下腺がん

Ｃさんは最終段階の〝耳下腺がん〟として紹介を受けました。耳下腺がんと付き合い始めてもう30年以上が経過していましたが顔を合わせるとすぐにわかるほどの大きさになって顔の輪郭や眼の形を変形させていました。療養の場所は自宅、症状コントロールは緩和ケア外来の受診と設定し自宅で生活していましたが、耳下腺がんの頭蓋内浸潤による頭痛、嘔気のコントロール目的で２回目の緩和ケア病棟に入院となりました。嘔気の原因は脳圧亢進（注50）で、利尿剤が著効しました。また、利尿剤の点滴ルートを確保する血管が細く何回も刺し直す事が多かったため、ＣＶポート（注51）を作成しました。症状がコントロールできると、もともと穏やかな本人の性格もあり良い時間を緩和ケア病棟で１１１日間過ごしました。

「Ｃさんは30数年も耳下腺がんと付き合いました。支えとなるものが必要だったためか宗教に入信して、言わば家族の説得も聞かずに東京に治療に出かけました。そうせざるを得ない気持ちの辛さがあったのだと思います。我々の緩和ケア病棟に入院した時、最初は家族の反応はよくありませんでしたが、Ｓさんは自分の自由にさせてくれた家族に感謝の言葉を我々に漏らしていました。その事を家族に伝えると少しずつ来院される家族や来院される回数が多くなりました。東京にいた息子さんも看病のため帰省しました。Ｃさんの家族に対する愛情が伝わっていたようです。良かったですね。最期は妻・息子さん２人が見守る中、静かに旅立ちました。

本当に良かったです。ゆっくりお休みください。」

（注50）脳圧亢進：脳は頭蓋骨の限られたスペースに存在しているため、腫瘍や出血などで脳の容積が拡大すると圧の逃げ場がなくなり、脳幹が圧迫されたり脳ヘルニアが起こったり、様々な症状を引き起こす。最悪は死に至る。

（注51）ＣＶポート：中心静脈カテーテルの一種、皮下に埋め込み型の１００円玉大のポートを挿入しておくと、的が大きいために末梢血管と違って何回も刺し直す事はなく、漏れることもなく、抜き刺しできる便利なもの。ただし皮下に埋め込むという観血的手技が必要になる。

## 第96話　D氏　60代　男性　食道がん

Dさんは固形物の嚥下困難をきっかけに〝食道がん〟と診断されました。食道亜全摘手術、化学療法、放射線療法とフルコースで治療を続けてきましたが、1年後に胸膜播種や肝転移が明らかとなりＢＳＣとなって我々の緩和ケア病棟にやって来ました。

Dさんも忘れられない患者さんの一人です。入院時に以下のように自分の気持ちを打ち明けてくれました。「不安とは食道がんの再発を告知された時、なぜ自分がという気持ちだった。そこから緩和ケアの事を調べた。寿命が短い事がわかって財産の整理を始めた。しかし、処理が進むにつれて寂しい気持ちになった。本来なら自分が家族にしてあげないといけないのに何もしてあげられない。逆に家族が自分のために家のリフォームを計画している。１時間でも2

時間でも家族と過ごしたいが、家族にも生活がある。一緒に側に寄り添ってとは自分から言えない。今後、どうなるか不安なのです」と。

緩和ケア病棟での33日間の生活の中で、Dさんの痛みのコントロールは難渋しましたが『不安＝痛み＝死』であると主治医は考えました。死と友達になることの提案は困難であり、「たとえ小さな武器でも死と戦う事」をDさんは宣言し、最終的に我々はDさんの気持ちを支援する事を約束しました。この頃より、主治医に対して痛いと言わなくなり、訪室のたびに笑顔を見せたり、握手を求めたりするようになりました。二人の息子にも痛いとは言いませんでしたが、奥さんには痛くてたまらない事を訴え続けました。同様に痛いと言う看護師さん、言わない看護師さんが存在するようになりました。主治医は面談を重ねる事で痛みは自分をわかって欲しいサインと考え、わかってくれた人には痛みを訴えなくなったと考えました。

「Dさんほど死と真摯に向き合う人を見た事がありません。死ぬ事とは何なのか？　緩和ケアとは何なのかを薄れていく意識状態の中で必死にもがいて苦しんでいました。死ぬ事への不安が症状として痛みで出現しましたが、その戦う姿に好ましいと思っていたのは主治医だけかもしれません。しかしある時期から主治医に笑顔を見せるようになったり、握手を求めてきたり、最期の会話は『先生が好き』と言ったりしていました。これもDさんの気持ちに共感できた結果だと信じています。最期は家族に囲まれての静かな旅立ちでした。良かったですね。ゆっくりお休みください。」

## 第97話　E氏　40代　女性　乳がん

Eさんは〝乳がん〟の治療を続けて13年間が経過していました。次々とがんが転移したからです。「もう、抗がん剤の効果はなく治療は終了した！」と治療医から宣告され、我々に紹介がありました。面談の結果、療養の場所は自宅、症状の経過観察は我々の訪問診療と設定して緩和ケアをスタートしました。２ヶ月後にがん性疼痛が激しくEさんがパニックとなり、いつもは入院したがらないEさん自身が入院を希望して我々の緩和ケア病棟に入院となりました。

緩和ケアスタート当初には家族、特に母親、さらには医療者にもEさんは怒りをぶつけていました。このため主治医と看護師とで時間かけてEさんの気持ちを傾聴しました。すると次の3点がわかりました。①『今まで支えになってくれなかった治療医』の話、②自分の家族に対する気持ち、『辛い治療に耐えてきたのに、両親がいずれ自分はがんで死ぬと思っていて支えてくれない。こういう時にこそ支えて欲しい』気持ち、③『介護の仕事を頑張りすぎて抵抗力がなくなったからがんになった。がんになったのは自分が原因。骨に再発したのも自分がダイエットして抵抗力がなくなったからと思っている事』。すべての話を傾聴した上で、家族含めて医療スタッフ皆で最後までEさんを支えていく事を約束しました。その為には自分・家族・他人を信じて！と話しました。ここから少しずつEさんの行動が変容してきました。

「Eさんは最期までEさんらしく、立派に乳がんと闘いました。本当に頑張りましたね。最初は怒りっぽかったEさんも最期は我々医療スタッフにも家族にも感謝の言葉を投げていました。ありがとうございました。臨終の場面では、Eさんが無呼吸の度に家族は肩を叩き、声掛けするのは変わりませんでしたが、少しずつ昔の話や談笑場面もあり、『Eさんは楽しい事が好きだったためみんなが笑ってくれるのを待っているのではないか？』という話をしながらの旅立ちでした。良かったですね。ゆっくりお休みください。」

## 第98話　Ｆ氏　60代　男性　大腸がん

Ｆさんは〝大腸がん〟と診断され、根治手術が出来ず人工肛門のみ造設されて化学療法が始まりました。約１年間治療を続けてもがんはさらに肝転移、肺転移、腹膜播種へと進行しました。治療医はＢＳＣを勧めましたが、本人はそれでも抗がん剤治療を希望して実施しましたが、がん性疼痛が強くなり、ついに本人の意思で我々の緩和ケア病棟にやって来ました。

「Ｆさんからはいろいろな話が聞けました。①小学校、中学校の成功体験の話、②23歳で宗教に目覚めて布教活動したが頓挫した話、③23歳以降はただのんべんだらりと過ごしてきた話、④60歳を前に大腸がんになって嬉しかった話、理由は大腸がんと闘って征服しようとする強い意思を持てた話、⑤しかし敵は強大過ぎた話、⑥60歳からがんを克服できたら、また宗教に対する自信が持て布教活動する夢の話などを傾聴しました。しかし現実は厳しく兄妹３人に宗教的儀式を受ける中、静かに永眠されました。Ｆさんにとって生きた証とはがんと闘ってきて決して弱音を吐かない強い意思を示す事でした。将来の夢がＦさんを支えてくれました。それは我々にも立派に伝わりました。今はもうゆっくりお休みください。」

## 第99話　G氏　60代　女性　卵巣がん

Gさんは不正性器出血をきっかけに〝卵巣がん〟と診断されました。直ちに手術と標準化学療法とを続けましたが、2年後に腹膜に再発し再び抗がん剤治療が始まりました。それ以後一旦腹膜転移は完全に消失するのですが抗がん剤を止めると腹膜に再発する事の繰り返しとなりました。本人の意思で3年間にもわたる抗がん剤治療の中止を決断しました。しかし家族は強く抗がん剤治療の継続を希望している中で、我々の緩和ケア病棟にやって来ました。

「Gさんは頑固な頑張り屋でさみしがり屋でした。入院当初は何ら自分の症状は訴えず楽しい事ばかりをスタッフに話していました。しかし病状が進むにつれて不安が強くなり、寂しくなって主治医に寂しさを訴えていました。主治医からGさんの気持ちを伝えると家族もこれに応えて親子4人、緩和ケア病棟で過ごす時間を作ってくれました。この時には家族もこれ以上抗がん剤治療を続けようとは言いませんでした。これで良かったですか？　最期の顔はとても穏やかでした。こうして34日間の緩和ケア病棟の生活を静かに終了しました。良かったですね。ゆっくりお休みください。」

## 第100話　H氏　70代　女性　膵がん

Hさんは咳嗽をきっかけにかかりつけ医を受診した時、肺に影があると診断されましたが鎮咳薬で症状が改善したため精査を受けませんでした。その2ヶ月後に再び咳嗽が出現し、今度は精査したところ肺転移を伴う〝膵がん〟と診断され直ちに抗がん剤治療が始まりました。

6ヶ月後には抗がん剤の効果がなくBSCを宣告されて我々の緩和ケア病棟にやって来ました。「Hさんは痛いがんの代表である膵がんにも痛いとか弱音を吐かず、訴える症状の主体は肺転移からくる咳嗽でした。最初はオピオイドを使う事を拒否しましたが粘り強く説明して塩酸モルヒネ（注）を使用する事が出来ました。その結果、亡くなるその日まで会話が出来、家族と良い時間を24日間ではありますが過ごす事が出来ました。Hさんが病気になるまで自分一人では何も出来ないと愚痴ってばかりいた旦那さんは、自炊をしたり掃除をしたり逞しく成長してHさんを看取ってくれました。良かったですね。ゆっくりお休みください。」

## 第101話　I氏　60代　女性　乳がん

Iさんは最終段階にある〝乳がん〟として紹介を受け、一度緩和ケア病棟に入院して頂き、がん性疼痛のコントロール後に自宅に退院し、緩和ケア外来で症状の推移を経過観察していました。訪問看護師より呼吸困難のため入院した方が良いと病院に連絡があり、そのまま我々の緩和ケア病棟に2回目の入院となりました。

「Iさんは日本一の頑張り屋さんで、亡くなる前日まで歩いてトイレに行っていました。朝の段階で呼吸が下顎呼吸になり生命の予後予測は午前中いっぱい、時間の問題と思いましたが、家族や愛犬の力でそれから24時間頑張りました。入院時の検査後にIさんの枕元で息子さん、娘さんに主治医が『今後の症状コントロールが困難になれば鎮静の決断をIさん自身にして欲しい』話をした時、Iさんはじっと黙って聞いていましたが、最後に主治医の手を握って拝んだ姿が心に残りました。それ以来息子さんは『もう頑張らなくて良いよ！　お母さんの思うとおりに！』と声かけが変わりました。Ｉさん、最期は自分を許していましたか？　大勢の家族が見守ってくれて良かったですね。ゆっくりお休みください。」

### 第１０２話　Ｊ氏　40代　男性　悪性脳腫瘍

Ｊさんはかかりつけ医の受診をきっかけに〝脳腫瘍〟と診断されました。４回の脳腫瘍摘出手術や放射線療法、免疫療法などを受けてきましたが、６年後に一度治療を中止して体力の回復を目的にするという口実で我々の緩和ケア病棟に入院となりました。

「Ｊさんは真面目な人でした。中学生を頭に子供３人にがんの告知を躊躇する妻に説明し、ＳＨＡＲＥ-ＣＳＴ（注18）を用いて主治医から子供さんに告知しました。長男はショックで落ち込んでいましたが、翌日には回復して以前より受験勉強に身を入れて励んだそうです。次男、三男も『父親の言いつけを守る！』と母親に宣言しました。Ｊさん自身はだんだん動かなくなる手足に気がつきながら、決して弱音を言いませんでした。自分の背中を見せて息子３人に最期の教育をしているようでした。こんな家族に囲まれながら64日間の生活を終了して静かに旅立っていきました。父親のがんを告知した日にショックで落ち込んでいた長男さんと妻とがＪさんの身体を拭いてくれました。Ｊさんの魂が子供さんに伝わって良かったですね。これからもＪさんの魂は子供の中で生き続けると信じています。今はゆっくりお休みください。長い間お疲れ様でした。」

## 第103話　K氏　90代　女性　乳がん

Kさんは〝乳がん〟手術後にホルモン療法と放射線療法とを実施するよう示唆されましたが、自己判断で拒否しました。何もしないままそれから10年間は自宅でいい時間を送っていました。しかし10年後に胸水貯留で乳がんの再発がわかりました。ここでも積極的ながん治療を拒否したためBSCとなって我々の緩和ケア病棟にやって来ました。

「Kさんは入院当初は人見知りでした。主治医には『早く死にたい！』とか『これ以上他人に迷惑をかけたくない！』とか言っていました。しかし時間をかけて傾聴し、Kさんの気持ちに共感する援助的コミュニケーションを続ける事で次第にうち解け、Kさんは否定的な言葉は言わなくなりました。それだけでなく痛いとかきついとか弱音すら言わない大和撫子に変貌しました。その後は良い時間を緩和ケア病棟で63日間過ごすことが出来ました。夏祭りのかき氷はおいしかったですか？　そんなKさんは甥っ子に見守られての大往生でした。良かったですね。ゆっくりお休みください。」

## 第104話　L氏　50代　女性　乳がん

Lさんは福岡のがん拠点病院で〝乳がん〟手術を施行後、化学療法を8年間施行しました。最終的に効果がなくなりBSCとなって我々の緩和ケア病棟にやって来ました。

「Lさんは8年間、がんと闘い抜いた戦士です。自分の病気の進行に気がつきながらも家族に迷惑をかけまいと、『私には緩和ケア病棟は早すぎる。退院して家に帰りたい』との声が主治医との会話の第一声でした。心の中では家族との濃密な関係の中で暮らしたいのが本音と感じ、勝手ながら夫におおよその生命の予後予測を伝え、出来ることなら介護休暇を取って妻に寄り添うように要請しました。夫もこれに応えて息子さん夫婦にも連絡して3人が交代で24時間寄り添って頂きました。我々は一歩下がって見守りました。こうして濃密な家族との関係を続けていくうちに緩和ケア病棟に対するNさんの陰性感情は融解していました。そして35日間の緩和ケア病棟での生活を静かに終了しました。我々は環境調整しか出来ませんでしたが、これで良かったですか？　ゆっくりお休みください。」

**第105話　M氏　80代　男性　肺がん**

Mさんは最終段階にある〝肺がん〟として紹介を受けました。面談の結果、療養の場所は自宅、症状の経過観察は緩和ケア外来の受診と設定していました。時間の経過とともに外来受診が困難となり、外来から緩和ケア往診に切り替えて経過を観察していました。在宅では転倒する回数が増えてきていましたが、自分で何とか起き上がる事が出来ていました。ある日、訪問リハビリが自宅に伺うと玄関の鍵がかかっており、訪問看護師に連絡して鍵を開けたところ居間に倒れているMさんを発見し、そのまま我々の緩和ケア病棟に緊急入院となりました。
「自宅で倒れて意識消失していた原因は脱水でした。輸液により簡単に改善しました。この後は自宅での実用生活に耐えうるリハビリを目標にする事としました。しかし、この間も肺がんは進行して皮膚を突き破るようになっていました。『先生、私の病気は治るのでしょうか？』

という答える事が出来ない問いには、必死にMさんの苦しみは理解していますというメッセージを反復・沈黙して伝えました。その甲斐あってかMさんは自分の病気の進行は理解していてもなお、痛いとか辛いとか弱音は言わなくなりました。ただ平穏に過ごすことだけを願っていました。その結果、62日間の緩和ケア病棟での生活を静かに終了しました。最期も家族が見守る中旅立ちました。眉間にはしわがまったくない穏やかな顔でした。良かったですね。ゆっくりお休みください。」

## 第106話　N氏　60代　男性　肺がん

Nさんは〝肺がん〟と診断された時、本人は手術を拒否、家族も本人が思うようにしてあげたいと手術拒否を容認したため、我々に紹介があり面談の結果、療養の場所は自宅、症状の経過観察は緩和ケア外来の受診と設定して緩和ケアをスタートしていました。しかし在宅では次第にキーパーソンである妻の介護負担が増え、Nさん一人ではトイレにも行けなくなったため、Nさん自身は入院に拒否しながらも我々の緩和ケア病棟に入院となりました。

「最初は奥さんの介護疲労を休めるためのレスパイト入院でしたが、頑固一徹だったNさんも次第に態度が軟化し、我々の緩和ケアを受け入れてくれるようになりました。緩和ケア病棟での生活は18日間と短いものでしたが、それでも奥さんと二人で良い時間を過ごして頂きました。Nさんは本当に頑固一徹の職人気質で、他人様に迷惑をかけたくない一心でした。Nさんにそうさせてくれた奥さんもすごい人でした。最期は夫婦水入らずの中での永眠、良かったですね。

ゆっくりお休みください。」

## 第107話　O氏　70代　男性　肝がん

Oさんは健診でC型肝炎と診断されていました。14年後に肝硬変を経由して〝肝がん〟と診断され、塞栓療法や化学療法などの治療を続けましたが副作用が強くBSCとなって我々の緩和ケア病棟にやって来ました。

「Oさんは今まで何でも自分で出来ていた事が何も出来なくなった事を悔やんでいました。我々の業界用語で言う自立性に関するスピリチュアルペイン（注52）が強い人でした。そんな中、クリニカルクラークシップを快く引き受けてくれ、医学生と交流しました。それがOさんの尊厳を回復する事だったのですね。役割を持つことは最終段階においても重要ですね。最期は急速に進む黄疸の進行を自分でも自覚し受け入れているようでした。そしていい顔をしたまま14日間の緩和ケア病棟での生活を静かに終了しました。良かったですね。ゆっくりお休みください。」

（注52）スピリチュアルペイン：終末期患者の人生の意味や罪悪感、死生観に対する悩みに伴う苦痛の事。〝魂の痛み〟とも訳されているが適当な訳は見つかっていない。

**第１０８話　Ｐ氏　70代　男性　直腸がん**

Ｐさんは〝直腸がん〟の根治手術11年後に腹部のしこりをきっかけに直腸がん再発と診断されました。以来、化学療法を４年間続けましたが効果がなくＢＳＣとなって我々の緩和ケア病棟にやって来ました。

「Ｐさんは苦しいさなか主治医に両手を合わせて『早く楽にして欲しい！』と懇願してきました。多発肺転移で片肺は機能しておらず、呼吸困難の改善には持続的な鎮静しかないと思われましたが、まず胸水を除去する事から始めました。すると多少改善効果があり、『今までの病院は何もしてくれなかったがここではやれる事がたくさんある！』と笑顔になって感謝されました。Ｐさんの『早く楽にして欲しい！』という意味は文字通り呼吸困難感を楽にして欲しいという意味でした。以後何回か胸水を除去しましたが効果は薄れていき、寄り添っていた家族に鎮静の話をしようとした矢先に自然に呼吸を止め21日間の緩和ケア病棟での生活を終了しました。最期は大勢の家族に見守って頂きました。少しはＰさんの希望に添えましたか？　今はもうゆっくりお休みください。」

**第１０９話　Ｑ氏　60代　男性　胃がん**

Ｑさんは〝胃がん〟の根治手術５年後に肝転移で再発し、化学療法を施行していましたがすぐに治療の継続を拒否しました。治療医を変えてしばらく一般外来を受診していましたが、外来主治医の希望で我々の緩和ケア病棟に入院となりました。

「Qさんはがん再発の告知を受けてから緩和ケア病棟に入院するまで、家族に余計な心配をかけないように治療の選択、療養の場所の選択をすべて自分一人だけで決定してきた人でした。それだけに最初は緩和ケア病棟なんかに……と考えていたようです。入院を続けるうちに、自分の事を一番理解してくれるのはカカー（妻）である事がわかり、実は自分の辛い気持ちを息子さんたちにも伝えて欲しいと思っている事もわかりました。そのためカカーから息子さんたちにQさんの辛い気持ちを伝えてもらいました。その結果、わずか24日間でしたがQさんが望んだ家族4人での生活を病室で実現できました。2人の息子さんたちも休みは、こんな時に取るものと有給休暇を取って父、母を支えていました。こんな環境で静かな旅立ちが出来て良かったですね。ゆっくりお休みください。」

## 第110話　R氏　60代　女性　乳がんと胃がんの重複がん

Rさんは胃カメラの結果、〝胃がん〟である事がわかり手術目的でがん拠点病院に入院しましたが、術前検査の結果、骨転移を合併する〝進行乳がん〟である事もわかり、両方の化学療法を1年6ヶ月続けましたが治療効果より副作用の方が強くなり、BSCとなって我々の緩和ケア病棟にやって来ました。結局胃がんの手術も乳がんの手術も出来ませんでした。

「Rさんは緩和ケア病棟で生活した75日間、一度も痛む事なく穏やかな時間を過ごす事が出来ました。Rさんには常にご主人が付き添い、娘さんたちも協力してくれました。入院当初は本人も家族も緩和ケア病棟に入院するため仕方なく蘇生処置を行わない『DNAR（注53）』を承諾していう印象がありました。しかし病気の進行とともに寝る時間が長くなり食欲も減退する自然な流れで衰弱していくRさんの体調を間近で見て、家族も次第に『DNAR』を自然と望むようになり、Rさんの死を受け入れ、納得していきました。Rさん自身にも死の覚悟があり、家族が自分の死を受け入れるだけの時間を作るようにゆっくりと時間をかけて衰弱していきました。最期はそんな家族の絆の中穏やかに旅立ちました。Rさんも頑張りましたが、お父さんもよく頑張りましたね。良かったですね。ゆっくりお休みください。」

（注53）DNAR（Do Not Attempt Resuscitation）：いわゆる胸骨圧迫心臓マッサージや気管挿管して人工呼吸器につなげる延命治療を試みないと宣言する事。

**第111話　S氏　80代　女性　大腸がん**

Sさんは〝大腸がん〟の根治手術後2年目に腹膜播種で再発したと治療医から告知されました。治療する事なくそのまま経過を観察していましたが、1年後に疼痛が増強し治療医ではコントロール困難となり、我々の緩和ケア病棟にやって来ました。

「Sさんは緩和ケア病棟に入院した時、『死にたい！』と言って生きる気力を失っていました。しかしがん性疼痛のコントロールが上手くいくと笑顔が見られるようになりました。ここから約1ヶ月間緩和ケア病棟で良い時間を過ごす事が出来ました。ギリギリのタイミングでしたが1泊の外泊も出来ました。その時、自分の死後の段取りを家族と決めてきたそうです。その家族の皆さんに囲まれて最期は穏やかに逝きました。良かったですね。ゆっくりお休みください。
Sさんの底力は一流ですね。」

Column 6

## 緩和ケア医になるまで（その3）——医師免許を取るまで

医学部に入学してからは、高校の先輩の勧めもあって医学部の準硬式野球部に入部しました。そこからは医学の勉強はほどほどにして春の合宿、夏の合宿と計12回を含めてクラブ活動に邁進しました。入学した大学の専門は野球部、クラブ活動は医学部のようなものです。医学部の同級生と過ごす時間よりは、クラブの仲間と過ごす時間の方がはるかに多かったように思います。同級生の麻雀の誘いは断ってもクラブの仲間の誘いは断らなかったからです。

野球部の一番の思い出は5年生の夏です。西医体の野球が三重県であり、ライトのポジションを獲得して試合に出場しました。準々決勝で三重大学と対戦し結果は、延長12回引き分けでした。このため『じゃんけん』で勝負を決する事になりました。ピッチャー、キャッチャーと順にじゃんけんしていきます。ライトなのでじゃんけんの順番は9番目です。じゃんけんが進んでいき途中我がチームの2勝4敗で、これは自分まで回ってこないなと思いこんでしまいました。ところがレフト、センターと続けて勝利し4勝4敗となって自分の番になってしまいました。あらかじめ自分は「グー」を出すと決めていました。相手は「パー」です。その瞬間、時間が止まったように何が起こったのか？　どれくらい時間がたったのか？　わかりませんでした。どうやら負けてしまったようです。自分のせいで、チームが負けてしまったと苦しみました。そんな自分を救ってくれたのはやはりチームメイトです。チームの役に立たない自分でも認めてくれる仲間の存在のお陰で立ち直る事が出来ました。苦労をともにした野球部の仲間、同級生の仲間はとてもありがたいものです。

　指導してくださる先生方にも医局対抗野球の審判を務めている関係で自分たちが野球部である事を知ってくれていました。そのお陰で医学部の試験でも今だから白状しますが、名前の欄にバットとボールのマークを書くだけで合格する事もありました。おおらかな時代でしたね。6年生の夏休みまでしっかり野球漬けで、他の学生が、夏休みが終わって国家試験の勉強している間も一人だけ顔が真っ黒に日焼けしていました。その姿、格好で大学病院の先生方には本当に優しくして頂きました。

　エピソードをもう一つ、学部の試験に落ちて再試験になった時、合格バナナと称して励ましに来てくれた野球部の仲間がいました。そのお陰で再試験に合格したようなものです。一方、合格バナナを持って行くのを忘れた野球部の同輩は、再試験にも合格できず1年間留年してしまいました（白状してゴメン）。

　こうして医学部の6年間は部活動に明け暮れていました。しかし医学部では留年しなかった事がプチ自慢です。最小限の勉強はしていたのだと思います。

そして野球部の先輩の勧めもあって、卒業して医師国家試験合格後は外科医としての道を歩み始めました。

# 第7章　良い人生、良き死

## 第1節　ユーモアのある人生

### 第112話　A氏　70代　男性　肺がん

Aさんは最終段階の〝肺がん〟として紹介を受けました。緩和ケア病棟に入院するための面談の結果、Aさんに強い在宅希望がある事がわかりました。希望を叶えるため療養の場所として自宅、肺がんの経過観察を我々の緩和ケア外来受診と、訪問診療医に在宅往診を依頼しました。緩和ケア外来では時間をかけて話を伺っていますが、ユーモアのある人だという印象がありました。良い人生と思える条件の一つに『ユーモアがある人生』とホスピス財団理事長の柏木哲夫先生がおっしゃっていました。なぜなら苦しんでいる時に、ユーモアは苦しみを和らげてくれる効果があるからです。もう一つは『感謝できる人生』です。Aさんは最終段階にあるとは思えない柔和な顔の表情をしていました。ユーモアがあったからですね。

お願いしていた在宅医の先生から「Aさんに発熱とせん妄が出現し奥さんの介護負担が増したため、これ以上在宅を続ける事は困難になりました」と連絡があり急遽我々の緩和ケア病棟に緊急入院となりました。

「Aさんとは緩和ケア病棟に入院してわずか4日間の付き合いでした。その中でもわかる事がたくさんありました。苦しむ人の支えをキャッチする援助的コミュニケーションによりAさんの支えは、①自分自身の仕事に誇りを持って続けてきた事、それは今も続けている事、②酒が苦しみを軽減してくれる事、③奥さんをはじめとする家族の存在、という事がわかりました。この支えを強化するのが緩和ケアの仕事でしたが、元々の家族関係がお互いに信頼でき尊敬し合っているためAさんの心は元々穏やかでした。後は病棟での飲酒を許可する事くらいです。ディグニティセラピーの一部として『今、Aさんが奥さんに話があるとすれば何と話しかけるでしょうか?』の主治医の問いに奥さんは『もう十分生ききったので早く逝かせてくれ!』と返事しました。奥さんも納得できていたのですね。このような素晴らしい家族に囲まれての穏やかな旅立ち、良かったですね。ゆっくりお休みください。」

**第113話　B氏　40代　女性　乳がん**

Bさんは〝進行乳がん〟多発骨転移、脳転移がある最終段階の患者さんとして紹介を受け、在宅を希望していたため療養の場所を自宅、乳がんの経過観察を我々の緩和ケア外来受診と設定しました。4ヶ月間ほど外来での付き合いを重ねる事が出来ました。外来では病気の話をするよりは世間一般の話をする時間が長く、自宅をWi-Fi環境にしてビデオにSMAPや嵐の番組を録画・編集している事や、嵐の中でもニノのファンの話、放射線治療してくれた先生がイケメンだった話をする事でBさんは前向きなユーモアのある女性ということがわかりました。4ヶ月の外来の間にもがんはさらに肺転移、リンパ節転移、DICで身体の点状出血へと進行していきましたが、Ｂさんの明るさはまったく変わりませんでした。いつもと同じように笑顔で我々と対応してくれました。外来で「今後、Ｂさんは何を大切にしたいですか?」の質問に「家族！」と間髪を入れずに答えていました。そんなＢさんが今まで出来ていた事ができなくなり、これ以上家族には迷惑をかけられないと訴え、我々の緩和ケア病棟に緊急入院となりました。

「Ｂさん、長い間お疲れ様でした。Ｂさんの前向きな性格、くじけない心に我々スタッフの方が癒やされました。外来通院中に貧血が進み入院しての輸血を提案しましたが拒否し、結局自宅での輸血になりました。そんなＢさんが入院を自分で決断して入院してきました。亡くなる前日に入院したのですが、入院時は貧血が進みヘモグロビン２・６ｇ／㎗、血小板０・９万／㎗の結果で、ここまで家で頑張った精神力はワールドクラスだと実感しました。入院当日に主治医が『顔が腫れましたか？』の質問に『私が太ったとでも言うのですか！』と口をとがらして主治医に笑って抗議した姿が印象的でした。ユーモアのセンスも一流でその事が自分自身を癒やしてきたのですね。最期は家族全員で看取って頂きました。良かったですね。ゆっくりお休みください。」

**第１１４話　Ｃ氏　70代　男性　舌悪性黒色腫**

Ｃさんは最終段階の〝悪性黒色腫〟として紹介を受け、療養の場所は自宅、症状の経過観察は我々の緩和ケア外来受診と設定していました。キーパーソンとなる娘さんも本人の好きなように過ごさせてあげたいとの希望があり、在宅看取りも視野にフォローしていました。外来受診の４日後にトイレで転倒し救急要請して来院した事から我々の緩和ケア病棟に緊急入院となりました。

「転倒の原因は下肢筋力の低下で、入院後のリハビリにより１００m程度の歩行が可能となりました。このため外泊が可能となり嬉しそうに家族と帰っていきました。しかし、外泊を繰り返す度にＡＤＬの低下を自覚するようになりました。Cさんはひょうきんでユーモアがある患者さんでした。自分の運命を受け入れ楽天的に過ごしてきた偉人です。ユーモアは良い人生の条件の一つです。なぜならユーモアは人生のピンチの時に自分を助けてくれるからです。亡くなる直前まで熱心な娘さんの介護で自宅に外泊できました。娘さんも介護休暇を取って協力してくれました。そんな中、48日間の緩和ケア病棟での生活を自然に静かに終了しました。自宅には生活するために帰ったのですよね。良かったですね。ゆっくりお休みください。」

## 第１１５話　D氏　70代　女性　子宮頸がん

Dさんは多量の性器出血をきっかけに〝子宮頸がん〟と診断されました。半年間放射線治療を続けてきましたが、治療効果判定のための画像検査で、新たな肺転移・リンパ節転移が判明し治療を断念して我々の緩和ケア病棟にやって来ました。

「Dさんとは3ヶ月を超えた付き合いとなりました。朝の主治医の訪室にはいつも『グッドモーニング』と英語で答えてくれるハイカラさんでした。いかつく見える息子さんも実は母親思いの優しい人だとわかりました。家族そろって心穏やかな時間を過ごせて良かったですね。しかしこの平和な時間は突然破られました。朝まで普通通りの生活でしたが昼に突然『ウエ～』と言って呼吸が止まったそうです。主治医が駆けつけた時には死戦期呼吸（注54）でした。突然の事で家族も間に合いませんでした。ごめんなさい。苦しむ時間が一瞬だったのが何よりです。これで良かったですか？　長い間本当にお疲れ様でした。」

（注54）死戦期呼吸：急な心停止の時、下顎や鼻が不規則に動いてあたかも呼吸しているように見えるが、実は肺には空気が送られず換気できていない状態。

## 第2節　感謝できる人生

### 第116話　E氏　70代　女性　乳がん

Eさんは乳腺のしこりをきっかけに〝乳がん〟と診断されましたが、金銭的問題で6年間放置していました。いよいよ大きくなってがんが火山の噴火のように自壊し悪臭がするようになってようやく治療が開始されました。腫瘍切除術とホルモン療法の最低限の治療しか希望されず、その後は自宅で生活していました。しかし下半身麻痺となり、独居のため自宅での生活が困難となり我々の緩和ケア病棟にやってきました。

「Eさんは崇高な精神の持ち主でした。支えとなる強い信仰心もあり何気ない日常をいつもと同じようにしていく力・大切さを教えてくれました。リレーフォーライフのルミナリエバッグに書いた『感謝』の文章は決して忘れません。緩和ケア病棟で生活する姿はとても穏やかに見えました。最期は息子さん2人が付きっきりで看病してくれました。良かったですね。ゆっくりお休みください。」

**ルミナリエに書かれた「感謝」の文章**

（表）まだ私は生きて生かしてもらっている喜びを感じています。いろんなことができる喜び、それにかかわってくれる方々何者にもかえがたい喜びです。何度でもありがたい感謝です。ありがとうございます。

（裏）ガン患者として生きて先生方毎日お世話になります。かんごし様食事の方々毎日お世話になります。リハビリの方々ガン患者と生きて生かしてもらっている幸福を感じています。なくなっていった方々　ごめいふくをおいのりします。

**第117話　F氏　60代　女性　乳がん**

初発時期はわかりませんでしたがFさんは、〝乳がん〟の肝転移に抗がん剤治療を続けていました。しかし肝機能の悪化・肝性脳症の合併からこれ以上のがん治療を断念して我々の緩和ケア病棟にやって来ました。

「Fさんはとても穏やかな時間を63日間緩和ケア病棟で過ごす事が出来ました。自分がやりたい事をやれる環境、言いたい事を言える環境作りを心がけました。そのおかげで長男さんの結婚式に別府まで出かけて出席しました。長男さん夫婦のご懐妊の知らせも受け取ることが出来ました。一方、身体的にも我々と一緒に治療に参加してくれました。ご主人が『感謝の言葉しかない』とFさんに感謝している姿が印象的です。感謝できる人生は良い人生にも、良き死を迎えられる共通の条件の一つですね。こんな優しい家族に囲まれての穏やかな永眠。良かったですね。ゆっくりお休みください。」

## 第118話　G氏　70代　女性　胃がん

Gさんは治療医から〝手術不能胃がん〟を宣告されました。Gさんもがんに対する治療は望まず、家で生活するためのリハビリという名目で我々の緩和ケア病棟にやって来ました。

「Gさんは気持ちがしっかりした人でした。緩和ケア病棟に入院した直後に検査結果をSHARE-CSTを用いてがんの状況や、今後の起きうる症状を告知しました。しっかり受け止めている様子で、今後の事を家族に託す事が出来ました。その結果103日間の緩和ケア病棟での生活を楽しむ事が出来たと思います。『死の臨床研究会で〝望ましい死〟を話し合ってきます』と告げた時、『帰ったら教えてください！』と言われました。その答えは、①感謝できる人生、②許す事が出来る人生です。許すというのは嫌いな人や他人ではなく自分の人生を許す事です。Gさんはどちらも出来ていましたね！　最期も家族に囲まれて静かな旅立ちが出来て良かったですね。ゆっくりお休みください。」

## 第3節　許すことができる人生

### 第119話　H氏　60代　女性　直腸がん

Hさんは腸閉塞となって初めて〝直腸がん〟が判明しました。既に他臓器に複数の転移があったため人工肛門造設手術のみ施行した後、1年半にわたり抗がん剤治療を続けてきました。しかし抗がん剤の効果もなく、がん性疼痛の増悪がきっかけとなり、我々の緩和ケア病棟に入院となりました。

「Hさんは自分の口から痛いとかきついとか言いませんでした。Hさんは陰でH家を支えてきた事がよくわかるようなエピソードがたくさんありました。お孫さんの『お宮参り』が済んでからの入院もそのひとつですね。そんなHさんに家族も良く尽くしてくれました。ここでも家族の美しい絆を感じる事が出来ました。ありがとうございました。最期の場面でHさんが夫に『もう死ぬかもしれない？』と話した時に、自分を許した瞬間と主治医は感じました。直腸がんの初診医であるS先生に看取って頂いたのもHさんの人柄ですね。良かったですね。ゆっくりお休みください。」

### 第120話　I氏　50代　女性　卵巣がん

Iさんは腹部膨満感をきっかけに腹水貯留を指摘され、腹水の原因は〝卵巣がん〟の腹膜播種と診断されました。根治手術後に標準化学療法を施行しましたが、3年後には抗がん剤の効果がなくなりＢＳＣとなって我々の緩和ケア病棟にやって来ました。

「Ｉさんは旦那さんとの仲の良さ、子供さんたちとの仲の良さを23日間の緩和ケア病棟の生活の中で見せてくれました。人間の寿命というのは暦上の生きた長さではなく、十分生ききったと思える時が寿命だと我々に実感させてくれました。自分を許す事ができていたからです。主治医として症状コントロールに明け暮れながら、あちらを立てればこちらが立たずという状態でしたが、最期は最愛の家族に囲まれての永眠でした。臨終の時は『久方の光のどけき春の日に、しず心なく花の散るらむ』でした。家族に囲まれたＪさんの姿が朝日に照らされてとても神々しく見えたからです。良かったですね。ゆっくりお休みください。」

**第１２１話　Ｊ氏　80代　男性　原発不明がん**

Ｊさんは〝原発不明がん〟多発肝転移で悪液質が進行してきたため、治療医からの紹介を受けて我々の緩和ケア病棟にやって来ました。ただし、本人にがんの告知はされていませんでした。

「Ｊさんは十分、充実した人生を生ききってきたのではないかと思わせる人でした。入院後にＳＨＡＲＥ-ＣＳＴを用いて深刻な現状を報告しましたが、動揺する事なく穏やかな表情を続けていたからです。良き死の条件の一つとして『許すことが出来る人生』と言われていますが、まさにＪさんも自分を許して『これでいいのだ！』と考えていたのですよね。これを受けて多発脳梗塞で服薬していたワーファリンを休薬して、Ｊさんが好きな納豆が食べられるようにしました。好きな納豆や博多おきゅうと等を食べて頂き、家族と良い時間を2週間以上過ごして頂いた後、36日間の緩和ケア病棟の生活を静かに終了しました。これで良かったですか？ゆっくりお休みください。」

## 第4節　天寿がん

### 第122話　K氏　90代　女性　卵巣がん

Kさんは最終段階の〝卵巣がん〟として紹介を受け、療養の場所を自宅、症状の経過観察を緩和ケア外来の受診と設定して緩和ケアをスタートしていました。外来受診時に、がん性腹水のため腹部膨満感・呼吸困難感を強く訴え、その症状コントロールのために緩和ケア病棟に入院となりました。

「Kさんは腹水の管理や少量のオピオイドを使って呼吸困難感を改善してから、63日間の付き合いとなりました。卵巣がん、がん性腹膜炎という病名はありましたが、悪性疾患を患っている事を家族、我々医療者などの周囲に思わせる事なく、極めて穏やかに緩和ケア病棟で過ごす事ができました。90代という年齢もあり、がん死というよりは老衰と言えるほど自然な静かな旅立ちでした。初めて天寿がんの意味がわかったような気がしました。これもKさんの生きた証ですね。最期は次男さん夫婦、娘さん夫婦たちが看取ってくれました。良かったですね。今はもうゆっくりお休みください。お疲れ様でした。」

## 第１２３話　Ｌ氏　90代　女性　直腸がん

Ｌさんとは主治医として往診時代を含めて5年以上の付き合いでした。自宅ではお嫁さんの介護で幸せな生活を送っている事がよくわかりました。何を質問してもいつも笑顔でケラケラ笑っていました。まるで箸が転んでもおかしい少女のような純真さでした。トイレも食事もすべて自立していました。緩和ケア病棟の入退院を11回繰り返しましたが、最終の入院の原因は熱疲労、脱水でしたが輸液により容易に改善しました。12回目の退院に向けての調整中に腸閉塞を発症し、調べてみると〝直腸がん〟である事がわかりました。20年間介護してきたお嫁さんの判断で手術しない事を決断して緩和ケア病棟での生活が始まりました。

「Ｌさん、ごめんなさい。5年間の往診中に右頸部リンパ節の硬い腫脹には気づいていました。往診の度に触れては大きくなっていない事で安心していました。念のために施行した上部消化管検査で胃がんや食道がんなどの悪性疾患は否定できましたが、大腸の検査はしませんでした。またリンパ節の生検も行いませんでした。その後1年で腸閉塞を発症し直腸がんである事がわかったのです。緩和ケア病棟での１０８日間の生活の中で奇跡的に大量の排便があり腸閉塞は一時的に改善しました。その後は自然に枯れ木が枯れるように十数人の家族に囲まれながら天寿を全うされました。大腸カメラをしなくても良かったですか？　答えはあの世で教えてください。今はもうゆっくりお休みくださ い。」

## Column ⑦ 緩和ケア医として心がほっとする瞬間（その3）――ルミナリエバッグ

Mさんは、一度も自分の人生を嘆いたり、悔やんだりする姿を見せた事がありません。ふだんから感謝の言葉を常に医療スタッフに言い続けていました。ちょうど入院していた時期がリレー・フォー・ライフの時期と重なり、我々の緩和ケア病棟も参加していました。リレー・フォー・ライフジャパンとは1985年、アメリカ・ワシントン州タコマで外科医のゴルディー・クラット医師が、アメリカ対がん協会の活動資金を集めようと、得意なマラソンで寄付を募ることにしました。「がんは24時間眠らない」「がん患者は24時間闘っている」というメッセージを掲げて、がん患者の勇気をたたえ、支援するために24時間続けて走りました。このたった1人の医師から始まった運動が今では30カ国400万人以上の参加があります。我々も7年前から参加しています。具体的にはがん患者さんや支援者、友人、知人、地域の方々ら様々な人たちが、仲間でチームを組んで、夜通し交代で歩きます。

ルミナリエバッグは竹灯籠の上にメッセージを書いた紙袋をかぶせてイルミネーションするものです。ルミナリエバッグに寄せてくれたMさんの気持ちのこもった言葉、迫力のある文字を見た時、Mさんの人生を垣間見た気がしました。こちらこそ感謝です。スタッフの気持ちが穏やかになる言葉を頂きました。有り難うございました。

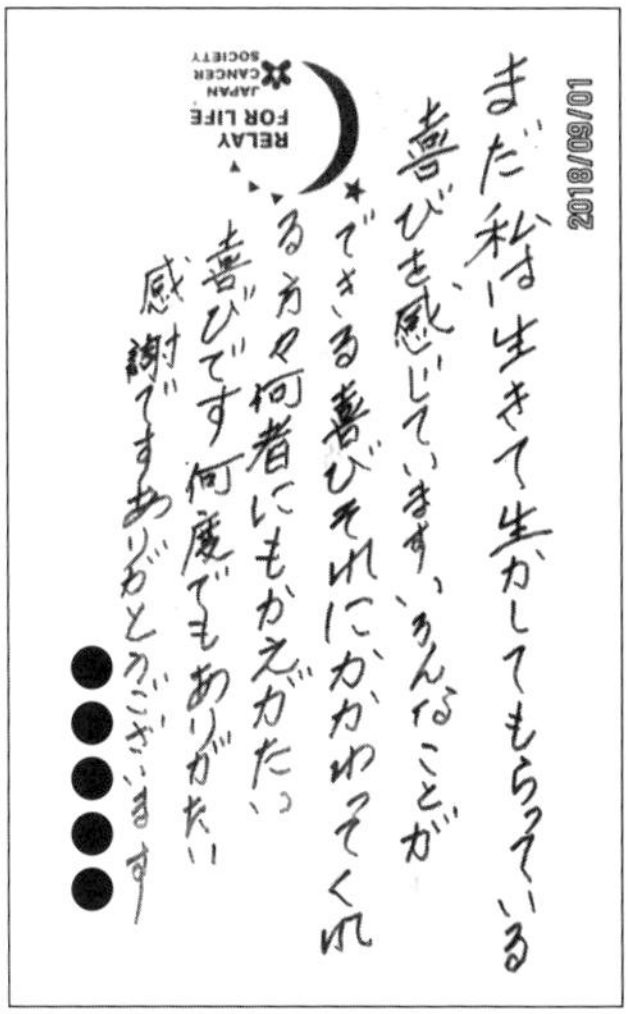

2018/09/01

RELAY FOR LIFE JAPAN CANCER SOCIETY

まだ私は生きて生かしてもらっている
喜びを感じています、いろんなことが
できる喜びそれにかかわってくれ
る方々何者にもかえがたい
喜びです何度でもありがたい
感謝ですありがとうございます
●●●●●

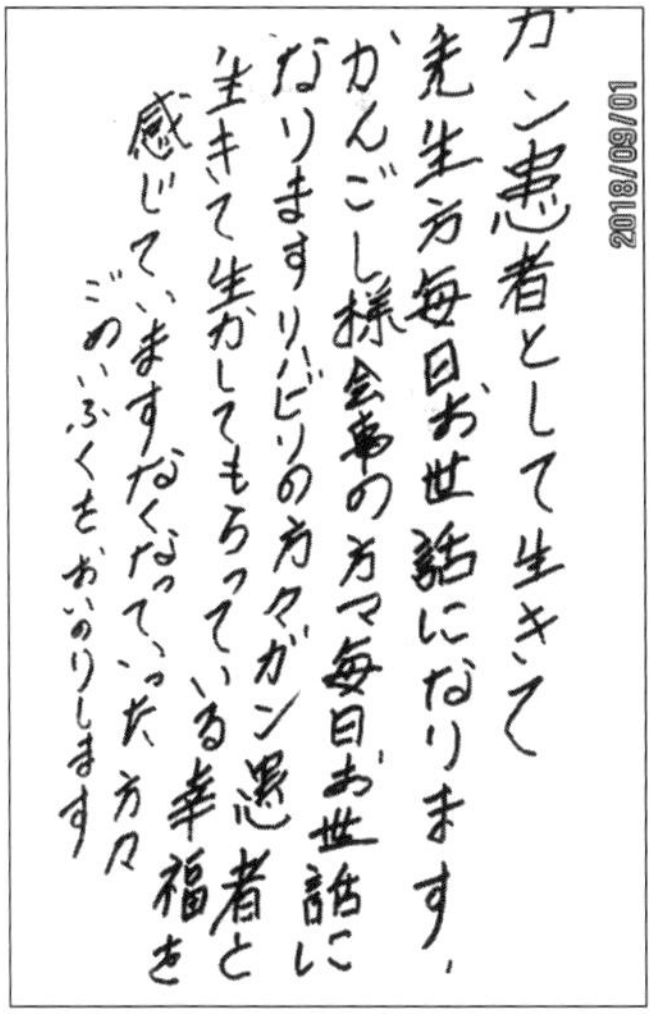

2018/09/01

ガン患者として生きて
先生方毎日お世話になります、
かんごし様会事の方々毎日お世話に
なりますリハビリの方々ガン患者と
生きて生かしてもらっている幸福を
感じています　なくなっていった方々
ごめいふくをおいのりします

紙袋には表、裏、両サイドと４面、書くスペースがあります。これは、その表と裏に書いた文章です。

# 第8章 『おしん』の心

## 第124話 A氏 80代 女性 乳がん

Aさんは〝乳がん〟手術後24年目に肺と肝に再発して抗がん剤治療してきましたが、治療の限界を感じて自ら我々の緩和ケア病棟に入院してきました。

倦怠感のコントロール目的で入院してきましたが、緩和ケア病棟での検査の結果、予期せぬ脳転移を思わせる脳腫瘍の存在が明らかとなりました。しかしこれ以上の脳腫瘍の精査は本人も、家族も望みませんでした。

「Aさんは典型的な日本の肝っ玉母さんでした。痛いとかきついとか泣き言は言わず、自分の事より家族の事を優先していました。『従容として死出の旅路に就く』ジタバタせずに運命をあるがままに受け入れる気持ちが見て取れました。自分の命より大切な事がある……それは家族の幸せだと感じさせてくれる人でした。最期は大勢の家族が見守る中での静かな永眠、これこそがAさんが生きた証ですね。良かったですね。ゆっくりお休みください。」

**第１２５話　Ｂ氏　70代　女性　大腸がん**

Ｂさんは腹部膨満感、腹痛をきっかけに腸閉塞と診断されました。腸閉塞の原因は〝進行大腸がん〟でした。肝の転移も含めて根治手術を施行した後９ヶ月間抗がん剤治療を続けてきましたが、抗がん剤を使ってもがんは大きくなるばかりのためＢＳＣを宣告され、我々の緩和ケア病棟にやってきました。

「Ｂさんは類を見ない強い精神力の持ち主でした。痛いとか辛いとか決して家族に漏らさない肝っ玉母さんでした。そのＢさんが痛みよりも怠さの極致で訪室する度に『あーきつい！』とおっしゃるようになりました。あらゆる緩和ケア的な薬剤を投与しましたが倦怠感に関して難治性でした。唯一夜眠れる時が安らぐ時でした。この事からまず夜間の睡眠を確保しました。次の段階として持続的な調節性の鎮静を考慮している矢先に26日間の緩和ケア病棟での生活を静かに終了しました。家族はこの経過を納得していて最後は穏やかに看取ることができました。緩和ケア病棟は誰もが死を意識しながら生きる場所、逝く人の『覚悟』と看取る人の『納得』する気持ちを醸成する場所でもあります。これで良かったですか？　今はもうゆっくりお休みください。」

**第１２６話　Ｃ氏　80代　男性　胃がん**

Ｃさんは〝胃がん〟で根治手術しましたが、２年後に肺転移で再発が明らかとなりました。しかし認知症のため化学療法の対象にならず、さらに肝転移が進行してゆき、食欲低下を伴う

ように なって我々に紹介があり、面談の結果療養の場所は自宅、症状の経過観察は緩和ケア外来の受診と設定して緩和ケアをスタートさせました。主治医はそのまま在宅看取りを考慮に入れていましたが、家族が入院を希望され我々の緩和ケア病棟に緊急入院となりました。
「Cさんは典型的な田舎のお父さんでした。『老いては子に従え』の基本を守って自分の希望を子供にあまり言わない人でした。入院するのが嫌でしたが、食事量の減少・発熱の出現で家族から入院を勧められ、ここでも老いては子に従えの原則を守って入院してきました。発熱は改善しましたが食事量の減少は自然な経過であり点滴は必要最小限施行する事、身体がむくむまでの点滴はしない事を家族にお話ししました。直接の引き金は肺転移からの呼吸不全でしたが自然に静かに旅立つことが出来ました。家族も穏やかな旅立ちと感謝していました。良かったですね。ゆっくりお休みください。」

## 第127話　D氏　60代　女性　卵巣がん

Dさんは腹膜播種した〝卵巣がん〟に切除手術を施行した後、抗がん剤治療を続けていました。手術2年後に腹膜に再発した事がわかり、治療効果も乏しくなってきた事からBSCとなり我々の緩和ケア外来から緩和ケアをスタートしていました。その1ヶ月後腹水コントロール目的に緩和ケア病棟入院となりました。

「Dさんは決して弱音を吐かない大和撫子でした。息子さんは、『自分が悪い事をしたら布団たたきで町中追いかけられ、叩かれるような母親でした』とおっしゃっていました。口を開くのも億劫な程きつくても決して自分からきついとは言いませんでした。そんなDさんを家族の方も大好きでした。旦那さんこそ血液透析中で看取りに間に合いませんでしたが、お孫さんを含む大勢の家族に看取って頂きました。これこそがDさんが生きた証ですね。良かったですね。ゆっくりお休みください。」

**第128話　E氏　60代　男性　多発性骨髄腫**

Eさんは、最終段階の〝多発性骨髄腫〟として我々に紹介があり、緩和ケア面談の結果、がん性疼痛、倦怠感から直ちに入院が妥当と入院判定会議（注55）で判断して我々の緩和ケア病棟にやって来ました。

「Eさんは立派な大和魂を持った男性でした。芯が強くすべての決断を自分でくだして家族をリードしていくタイプでした。緩和ケア病棟で52日間過ごしましたが、目標であった自分の誕生日も祝う事が出来ました。息子さんはマジシャンで、クリスマス会には壮大なマジックショーを披露してくださりEさんだけでなく緩和ケア病棟に入院していた患者さん、家族全員と医療スタッフまでもが楽しむ事が出来ました。ある夜、胸部圧迫感から家族を呼び集め『こんな状態になってご免な！　もうこれ以上頑張れない。眠らしてくれ！』と懇願しました。妻、子供たちも賛成し、我々と話し合った結果、持続的な調節性鎮静が始まりました。鎮静を開始して3日目に家族が見守る中静かに永眠されました。これで良かったですか？　ゆっくりお休みください。」

（注55）入院判定会議：緩和ケア病棟に入院するための会議。入棟のための面談が済めば誰でも入院できるわけではなく、緩和ケア病棟の秩序を乱さない事やがんに対する積極的な治療をしない事に納得しているか等を加味して判定する。

## 第129話　F氏　50代　女性　大腸がん

Fさんは腸閉塞で発症した〝大腸がん〟でした。既に肺・肝転移もありましたが切除手術を施行し、その後抗がん剤治療を続けてきました。しかし8ヶ月後には抗がん剤の効果がなくなり我々の緩和ケア病棟にやって来ました。

「Fさんはとても我慢強い『おしん』のような人でした。おしんと同じように芯が強く、すべての治療方針の決定を自分一人で判断してきました。Fさんの人生で支えとなるものは自分自身でした。緩和ケア病棟に来られたとき『静かにしたい！』と言って、自分の病気と向き合い、すべての業を自分一人で背負っていく覚悟とお見受けしました。我々もFさんの意思を尊重し家族水入らずの時間を楽しんでもらうように配慮しました。最期の5日間は娘さんが泊まり込んで看病していました。それこそがFさんが求める環境でしたか？　最期は穏やかな顔立ちでした。良かったですね。ゆっくりお休みください。」

**第１３０話　Ｇ氏　80代　男性　悪性脳腫瘍**

Ｇさんは脳梗塞のためかかりつけ医に定期受診していましたが、定期検査で今までなかった約３㎝大の〝脳腫瘍〞を指摘されました。サイバーナイフを施行しましたが効果なくＢＳＣとなって我々の緩和ケア病棟にやって来ました。

「Ｇさんは脳腫瘍でしたが、物静かな紳士でした。自分からきついとか痛いとか一切言う事はありませんでしたが、ただ『自分の病気は良くなっていますか？』の一言にすべてのＧさんの思いが詰まっていたように思います。家族もＧさんの気持ちを良く理解していて、最期は家族全員がそろう中、静かな自然な旅立ちでした。良かったですね。ゆっくりお休みください。Ｇさんの解決することが難しい質問に答える事が出来ませんでした。ただ黙って傍にたたずんでいました。ごめんなさい。」

**第１３１話　Ｈ氏　80代　男性　肺がん**

Ｈさんは最終段階の〝肺がん〞として紹介を受け、面談の結果療養の場所は自宅、症状の経過観察は我々の緩和ケア外来で行っていました。「胃がムカムカする」と言って外来受診の準備をしていたところ、玄関で嘔吐して我々の緩和ケア病棟に緊急入院となりました。

「Ｈさんの嘔吐の原因は腹部外科手術後の癒着性腸閉塞で、保存療法ですぐに改善しました。再び経口摂取可能となり、それから１４６日間緩和ケア病棟で良い時間を過ごす事が出来ました。Ｈさんは自分自身の病気を受容できた数少ない患者さんの一人でした。子供たちがお見舞いに来ても『早く帰れ！』と言っていましたが、心の中では寂しさを我々に訴えていました。それを口に出さないことがHさんの美学ですね。最期は息子さんの到着を待っての大往生でした。良かったですね。ゆっくりお休みください。」

### 第132話　I氏　80代　女性　尿管がん

Iさんは腰椎圧迫骨折で入院した際、CTで尿路腫瘍を指摘された事をきっかけに〝尿管がん〟と診断されました。この時点で治療医と家族との話し合いでBSCとなり我々の緩和ケア病棟にやって来ました。

「Iさんは決して弱音を吐かず、じっと我慢する姿は典型的な肝っ玉母さんそのものです。40日間の生活の中でたった一つだけ自分の意思を示してくれました。それは、『最期は苦しむことなく安楽にして欲しい！』という事でした。家族と我々スタッフとで相談して、亡くなる前の3日間は持続的な調節性鎮静としました。Iさんの意に添えましたか？　最期は大勢の家族に見守られました。良かったですね。ゆっくりお休みください。」

### 第133話　J氏　80代　女性　膵がん

Jさんは嚢胞性膵腫瘍を9年前に指摘され、悪性を疑う所見がある事から手術を勧められましたが拒否していました。悪性かもしれないと指摘された事を忘れた頃に倦怠感の増強、食欲の低下、ＡＤＬの低下をきっかけに今度は疑いではなく〝膵がん〟と診断されました。本人は積極的な治療をしない事、家族も同意した事から我々の緩和ケア病棟にやって来ました。

「Ｊさんは最後まで自分の意思を貫き、入院してから出現した黄疸に対する減黄処置さえも希望しませんでした。２人いる子供さんも母親の決断を尊重していました。本当にＪさんは大和撫子でした。自分が苦しくても、かいがいしく世話をする子供さんに満足そうな笑顔で対応していました。最期も娘さんが付き添っていましたが、隣に寝ていた娘さんの睡眠を妨げないような静かさで自然に穏やかに旅立っていきました。立派な母親でした。良かったですね。ゆっくりお休みください。」

## 第１３４話　Ｋ氏　70代　女性　膵がん

Ｋさんは体重減少をきっかけに〝膵がん〟と診断されました。既にがんは肝や腹腔内に散らばっており化学療法から開始しました。しかし副作用である出血性十二指腸潰瘍を合併、さらに膵がん自体が胃後壁に浸潤して胃からも出血して化学療法が続けられなくなりました。それにもかかわらず本人の希望で化学療法を続行しました。その後在宅に移行していましたが倦怠感が強くなり、我々の緩和ケア病棟に入院となりました。

「Ｋさんは典型的な日本の大和撫子です。自分から辛いとか一言も言わず、ただ娘や息子に会いたい！　孫にも会いたい！　でも迷惑をかけたくない、死んだ方が迷惑をかけないですむと思うような人でした。家族同席の元、本人にも検査結果の告知をＳＨＡＲＥ-ＣＳＴを用いて行いましたが、既に自分の症状の進行を予測していたようで動揺はまったく見られませんでした。会いたいと思っていた娘さん、息子さん、お孫さんたちに連休に会えました。わずか16日間の緩和ケア病棟での生活でしたが、静かな永眠が出来て良かったですね。ゆっくりお休みください。」

## 第135話　L氏　60代　女性　膵がん

Lさんは〝膵がん〟の化学療法目的で入院していましたが、がん性疼痛コントロールのために緩和ケアを治療チームの一員として提供していました。しかし抗がん剤の効果がなくなり、がんに対する積極的な治療が出来なくなったため、旦那さんがLさんにがん病名の告知をして我々の緩和ケア病棟にやって来ました。

「Lさんは家族のために一生を捧げた人でした。緩和ケア病棟入院前に話を伺った時、ご主人が告知する前でしたが自分はがんである事、しかも深刻な状態である事を知っていました。ご主人の顔を立てたのですね。緩和ケア病棟に入院後も身体のきつさや気持ちの辛さを訴える事もなく静かな74日間の緩和ケア病棟での生活でした。その中で、人生で2回目と言っていましたが、家族との記念写真が撮れて良かったですね。良い時間を過ごす事が出来ましたか？　最期まで家族に人生を捧げたLさん、最期は愛する家族3人に囲まれての旅立ちが出来て良かったですね。これからはゆっくりお休みください。」

**第136話　M氏　60代　女性　乳がん**

Mさんは最終段階の〝乳がん〟として我々に紹介があり、緩和ケア病棟に入院して疼痛コントロールを達成した後、療養の場所を自宅に変え、症状の経過観察は我々が出向く往診と設定して緩和ケアを続けていました。往診時にがん性疼痛の増強、食欲不振を認めそれぞれ症状コントロールすべく我々の緩和ケア病棟に3回目の入院となりました。

「Mさんはあれほどの乳がん骨転移がある中でも痛いとか辛いとか泣き言は一つも言いませんでした。それどころか家族で行う、亡き夫の『法要』の段取りの事を心配していました。その法要が無事に終了した3日後に家族に見守られながら穏やかに旅立ちました。良かったですね。ゆっくりお休みください。これからは永遠に旦那さんのそばにいる事が出来ますね！」

Column

## ⑧ 緩和ケア医になるまで（その4）——研修医として

医師になって初めから緩和ケア医を目指したわけではありません。研修医として外科の道を志しました。まだ医学生の時外科の研修で、ストレッチャーでやつれたおじさんが運ばれてきました。ところが緊急手術して2週間もたつと、立派になって何処の紳士かと見違える姿で歩いて退院していったからです。勝負が早い！　これに引き換え、内科の研修では病気の診断がつかないと何ヶ月も入院が続き、熱型表と処方した薬、検査結果と対比させながら次の検査計画を進めるといった案配です。時間の経過の長さが嫌でした。

外科医になってからは、それこそ切って切りまくる生活を続けました。がん細胞を取り残すのは外科医の恥だと言わんばかりに手術を続けました。1日に4例手術した事もあります。1、2例目は膵がん、胃がんの待機手術。3、4例目は胃潰瘍穿孔と急性虫垂炎の緊急手術です。虫垂炎だからといって気を抜く事は出来ません。こんな経験を通して気づいた事があります。外科医は手先が器用な人が向いていると言われますが、そんなことはまったくありません。手術技術は10年たてば皆同じです。しかし、10年たっても難しいのは手術適応や、手術するタイミングです。それは誰も教えてくれません。特に手術される人の生きてきた人生、背景、家族関係を加味して考えるようになって、ますます難しく感じるようになりました。

もう一つ気づいた事は、患者さんが手術して退院するのは外科医のメスの力ではないという事です。外科医は初回手術で合併症を併発したり、再手術が必要になったりで、元々持っていた生命の長さを短くする事は出来ますが、寿命を全うしたとしたら、それはその人が持っていた生命力の強さだという事です。確かにメスの力で、放置すれば亡くなっていたかもしれない命を救う事が出来るのも事実です。しかし、助かったとしてもそれは、メスの力ではなくその人が生まれ持っていた生命力だという事です。この事に気づくのに20年以上もかかりました。

研修医になった頃、先輩外科医から早期胃がんでも手術を選択しない患者さんに対して、押さえつけてでも手術するのが外科医だと教えられました。患者さんや家族を説得するのも外科医の仕事だと教えられました。その時はあまり深く考えませんでしたが、イヤイヤながらした手術は結果がスムーズにいかない印象がありました。今でははっきり言えます。答えは患者さん本人、家族の『納得』です。最近聞いた言葉に藤田保健衛生大学医学部外科・緩和医療学講座教授の東口髙志先生の言葉があります。『外科医の目的は切除する事ではなく、患者さんを幸せにする事』。この言葉を研修医のうちに知っていれば違った外科医の人生を歩んでいたのではと思い知らされます。切って切りまくるのが外科医の仕事ではなく、結果として患者さんを幸せにする事なのです。

外科医の仕事は患者さんを幸せにする事だったと緩和ケア医になってもかみしめています。

# 第9章　引っ張り症候群――それでもできる事はある！

## 第137話　A氏　60代　男性　肺がん

　Aさんは〝進行肺がん〟と診断され、手術はできずに放射線化学療法を施行していました。がんは増大・縮小を繰り返していましたが、治療開始から3年後に脳転移が出現しました。さらに胸椎転移から胸髄に浸潤して歩行不可能になりBSCとなって我々の緩和ケア病棟にやって来ました。いわゆる『引っ張り症候群（注56）』の結果の入院です。

「Aさんとはわずか4日間の緩和ケア病棟での生活でしたが、濃密な4日間でした。入院時には緩和ケア病棟に来ること自体が目標で、入院できた事で目標の一つを達成できたと話していました。さらに苦しみなく過ごすことが希望で、本人・家族・我々医療者と十二分に話し合った結果、睡眠をしっかりとる目的で間欠的な調節性鎮静を施行しました。その12時間後にがんと診断されての5年間が静かに終了しました。ほっとできましたか？　これで良かったですか？　ゆっくりお休みください。」

（注56）引っ張り症候群：柏木哲夫医師が言う症候群。最期の最期に緩和ケア病棟にやって来て何もできないまま3～4日間程度で亡くなっていく患者さんが多い事から名付けた。

「医療者はまだまだ治療効果がある」と治療を引っ張る。
「患者もひょっとすると上手くいくかもしれない」と引っ張られる。

### 第１３８話　Ｂ氏　40代　女性　卵巣がん

Ｂさんは若くして〝卵巣がん〟を発病して以来、５年間がんの治療を続けてきました。卵巣がんと診断され標準化学療法から治療を開始しました。がんが縮小した４ヶ月後に標準手術に加え上行結腸合併切除術を施行しました。手術後も化学療法を続けましたが、手術１年１ヶ月後に肝転移で再発し化学療法。手術２年１ヶ月後に２回目の再発が認められ化学療法を施行しましたが抗がん剤の効果はなく、がんは増大する一方となりました。なおもがん治療を続けてきましたが３年２ヶ月目には腹膜播種のため尿管が狭窄して水腎症を発症したため両側尿管ステント挿入術施行。さらに同じく腹膜播種のためＳ状結腸が狭窄し排便困難となったため、経肛門的にイレウス管の挿入状態となりました。

以上の経過で抗がん剤治療の効果もなく治療医からＢＳＣを宣告され、母親が同じ最終段階の卵巣がんで入院している我々の緩和ケア病棟にやってきました。

「Ｂさんとはわずか３日間の付き合いでした。全身状態が悪いと承知していましたが、母親が同じ卵巣がんで我々の緩和ケア病棟に入院していたため、入棟のための手続きを早めて入院して頂きました。入院後は母親を含めた家族と我々医療者とを含めてＳＤＭ（注34）を用いて今後のＢさんの生活環境をどうするのか考えました。その結果、①医療用の麻薬は減量する事

（少しでも意識が回復して欲しい家族の気持ち）、②経肛門的に挿入されたイレウス管を含め身体の外に見えるチューブ類はすべて抜去する事を決定しました。話し合いから人間らしく自然に穏やかに過ごせる環境を大切にしたい家族の気持ちを尊重し、スタッフでこの事を共有して対応しました。最終的に入院している母親をはじめ大勢の家族に見守られて静かに永眠されました。良かったですね。ゆっくりお休みください。同じ卵巣がんで入院している母親の緩和ケアとグリーフケア（注57）はお任せください。」

（注57）グリーフケア：身近な人を亡くし悲嘆に暮れる人が、その悲しみから立ち直れるように傍にいて支援する事。

## 第139話　C氏　80代　女性　大腸がん

Cさんは全身衰弱が著明で精査したところ〝大腸がん〟がん性腹膜炎、肝転移が明らかとなり、治療には反応しないため我々の緩和ケア病棟にやって来ました。

「Cさんとは緩和ケア病棟に来てわずか12時間の付き合いでした。その短い間でもCさん自身の①食事をしたい気持ち、②動けるようになってゲートボールをまたしたい気持ち、③家に帰りたい気持ちは十分我々に伝わりました。緩和ケアの最大の目的は患者さん本人、ご家族の心を援助的コミュニケーションにより穏やかにする事です。疼痛コントロールや倦怠感のコントロールを直ちに開始した結果、最期はCさんが好きなアジ寿司やかっぱえびせんを口にできました。良かったですね。そのまま大勢の家族が見守る中、静かに旅立ちました。好きなものを最期に口に出来て良かったですね。ゆっくりお休みください。お疲れ様でした。」

## 第140話　D氏　60代　男性　肺がん

Dさんは〝肺がん〟と診断され抗がん剤治療を続けてきましたが、副作用で胃に穴が開く胃潰瘍穿孔を合併して以後、転移が脳、脊髄と広がっていき、「これ以上の積極的な抗がん剤治療は中止しましょう」と治療医から宣告され我々の緩和ケア病棟にやってきました。

「Dさんとは1日にも満たない付き合いでした。そんな短い間でもDさん自身の考えがしっかり伝わってきました。入院時に『気になる事が何かありますか？』と質問しましたが、まずは家族の事、特に2人の子供の事を最初にあげました。『自分で言うのもはばかられるけど特に娘は良くできた子だ』と自慢していました。また終活は既に済ましていると家族はおっしゃっていました。最期の顔は穏やかで仏様のような顔立ちでした。まさに死に様は生き様です。大勢の家族、自慢の娘さんに見守られての旅立ちができて良かったですね。ゆっくりお休みください。」

## 第141話　E氏　90代　男性　肺がん

Eさんは食欲不振をきっかけに〝肺がん〟骨転移と診断されました。家族は積極的ながん治療を希望せず、Eさんは自宅で過ごしていました。その3ヶ月後に左下肢の運動障害を認め、脊椎転移が判明。放射線療法、抗がん剤治療を行いましたが運動機能は回復せず、家族の希望で我々の緩和ケア病棟にやって来ました。

「Eさんは緩和ケア病棟入院時には既に下顎呼吸でした。その事を家族に告げたところ家族の方々から『短い間でも緩和ケア病棟に来られて良かった』と言葉を頂き、我々が支えられました。ありがとうございます。そこから4日間頑張りました。心を穏やかにするコミュニケーションはとれませんでしたが、心を込めて対応したことはスタッフ一同自信を持って言えます。長い人生お疲れ様でした。ゆっくりお休みください。」

**第142話　F氏　50代　男性　肺がん**

Fさんはがん性心膜炎と診断され、原発巣の精査の結果〝肺がん〟と診断されました。以来抗がん剤治療を1年6ヶ月続けてきましたが新たに脳にも10個以上の転移が発見されサイバーナイフを受けながら抗がん剤治療を続行してきました。しかし抗がん剤の効果は認められずBSCとなって我々の緩和ケア病棟にやって来ました。

「Fさんは緩和ケア病棟に来てわずか4日間の生活でした。呼吸困難感の症状コントロールが目的でしたが、薬剤投与の効果確認や胸腔穿刺の効果確認する間もなく急な旅立ちでした。転換点を超えた肺がんの病状を本人、家族含めてSHARE-CSTを用いて告知したその日に亡くなりました。その時Fさんは既に意識朦朧状態でしたが主治医には感謝の言葉を、家族には心配をかけまいと弱い部分を見せませんでした。これがFさんの人生の物語だったのですね。家族も入院中、痛いという言葉は1回も聞かなかったそうです。そんな家族に囲まれての旅立ち、良かったですね。ゆっくりお休みください。」

**第143話　G氏　60代　女性　白血病**

　Gさんはかかりつけの病院で定期検査を受けたところリンパ節の腫脹があり、ここから〝白血病〟と診断されました。抗がん剤治療をしましたが、その度に全身が衰弱し抗がん剤治療が続けられない事から、我々の緩和ケア病棟に入院となりました。

「Gさんとは24時間にも満たない付き合いとなりました。その短い間にも①6ヶ月前に家族で旅行が出来て楽しかった事、②自分自身、夫や家族のために必死で抗がん剤治療を頑張ってきた事、③もう一度体力をつけて抗がん剤治療に臨みたい決意を表明してくれました。この頑張りは肝っ玉母さん級です。あまりに早い進行に死の覚悟は出来ていましたか？　それでも最期の顔を見て安心しました。苦しみのない穏やかな顔だったからです。良かったですね。ゆっくりお休みください。」

**第144話　H氏　70代　女性　卵巣がん**

　Hさんは〝卵巣がん〟の診断で抗がん剤治療を先行して施行した後、切除手術施行、その後も抗がん剤治療を施行する標準治療を計1年間重ねてきました。治療が終了した4ヶ月後に腹水貯留で再発しましたが、今度は抗がん剤の効果がなくBSCとなって我々の緩和ケア病棟にやって来ました。

「Hさんとは3日間の病院生活とあまりにも短く、うまくコミュニケーションがとれませんでした。短い期間でしたが、Hさんの人となりは最期の臨終の場面で大変よくわかりました。自分の兄弟や子供さんたち大勢の家族に囲まれて、苦しむ事なく静かに永眠されたからです。呼吸停止した後『入れ歯を入れていつもの姿で見送りたい』との家族の気持ちに応えて義歯を入れた後に死亡宣告しました。これで良かったですか？　ゆっくりお休みください。」

**第145話　I氏　40代　女性　子宮頸がん**

　Iさんは〝子宮頸がん〟の診断で放射線治療を選択しました。2回の放射線治療後抗がん剤治療に移行して1年8ヶ月もの間治療しましたが、効果なく我々の緩和ケア病棟にやって来ました。

「Iさんとの付き合いは4日間と短いものでしたが、しっかりとコミュニケーションがとれ兄・妹（Iさん）関係の美しさを知る事が出来ました。『いつまで生きられますか？』のIさんの質問は、これ以上生きて兄や家族に迷惑をかけたくない表れでした。兄も旅立つ妹を良く理解していて『頑張れ！』という言葉がけではなく『生きしこ*生きたらそれでいい！』と涙をこらえて寄り添っていました。Iさんも安心して旅立てたのではと思いました。Iさんはそんな兄に感謝の言葉を述べ、その日の夜に亡くなりました。良かったですね。ゆっくりお休みください。」

＊大分の方言で「生きられるだけ」の意。

**第146話　J氏　50代　男性　食道がん**

　Jさんは固形物の嚥下困難をきっかけに〝胸部食道がん〟と診断されました。放射線化学療法を施行した結果、がんが完全に消失するほど著効して自宅での生活が可能になりました。6ヶ月後に食道局所に再発して化学療法を1年6ヶ月間施行しましたが、抗がん剤の効果がなくなり、さらに食道狭窄のため経口摂取不能となり食道ステントを挿入して我々の緩和ケア病棟にやって来ました。

「Jさんは呼吸困難が強く、画像検査では食道がんに挿入した食道ステントが著明に気管を圧排していました。このため仰向けに寝る事が出来ず、寝る時でさえ起座呼吸でないと眠れない状況でした。家族と医療者とで話し合った結果、治療抵抗性の呼吸苦のため鎮静を開始せざるを得ませんでした。わずか4日間の緩和ケア病棟での生活でしたが、鎮静を開始して仰向けになってこんな安らかな顔をしているJさんを見た事がありません。家族も満足げでした。最期は日曜日、家族全員がそろって看取る事が出来ました。良かったですね。ゆっくりお休みください。」

## 第147話　K氏　80代　男性　肺がん

Kさんは呼吸困難をきっかけに〝小細胞肺がん〟と診断されました。標準化学療法施行するも効果がなく、レジメを変えてさらに化学療法を続けましたが体力が低下し、これ以上の継続は困難と治療医に判断され、我々の緩和ケア病棟にやって来ました。

「Kさんは今まで病気らしい病気をした事がないといえる程、健康状態に自信を持った高齢者でした。肺がんとわかってからも普段通りの生活を続けていたようです。我々の緩和ケア病棟ではわずか2日間の生活で、あれよあれよという間の旅立ちとなりました。文字通りピンピンコロリとなりました。最期は長男さんに会って、家族の囲まれる中でした。家族には感謝の言葉や別れの言葉を言う時間はありましたか？　これで良かったですか？　ゆっくりお休みください。」

## 第148話　L氏　60代　男性　食道がん

Lさんは〝食道がん〟の根治手術後5年目に頸部リンパ節転移で食道がんの再発が明らかとなり放射線治療を施行しました。12年後に鎖骨窩リンパ節転移、多発肺転移、13年後に脳転移が判明しそれぞれ治療してきましたが、抗がん剤の効果がなくなりBSCとなって我々の緩和ケア病棟にやって来ました。

「Lさんは転院前に下顎呼吸の情報がありましたが、家族の事情も考慮し看取り目的で緩和ケア病棟に入院して頂きました。入院時の胸部レントゲン写真では完全虚脱した気胸があり、主治医として看取り目的の患者さんにトロッカー挿入という観血的手技するのもどうかと悩みましたが、医療スタッフ、家族との話し合いの結果、実行しました。持続脱気しても肺は虚脱したままで医療者の評価ではトロッカー挿入の効果なしでしたが、家族の評価は『呼吸状態が改善した！』と言っていました。緩和ケア病棟での生活はわずか3日間でしたが、家族に見守られて旅立ちました。古里の大分に帰って来られて良かったですね。ゆっくりお休みください。」

**第149話　M氏　70代　女性　子宮頸がん**

Mさんは不正性器出血をきっかけとして〝子宮頸がん〟と診断されました。根治手術は適応外とされ、放射線療法、化学療法を施行しましたが、せん妄を合併して治療を中断しました。せん妄の原因は倦怠感の症状緩和に用いた『ステロイド』とわかり、ステロイド内服の中止でせん妄も改善してまた治療医の化学療法を受けていました。しかし抗がん剤の効果がなくなりBSCとなって我々の緩和ケア病棟にやって来ました。

「Mさんは緩和ケア病棟入院後、急激にがんが進行し、腎不全を合併し尿が出なくなりました。治療手段として〝腎瘻〟の作成をMさん、家族に提案しましたが、Mさんははっきりと『嫌だ！』と言ってにっこり笑いました。家族も本人の意思を尊重し何も観血的な手技はせずに自然に経過を観察する事となりました。何回も書きますが、はっきりと痛い事は嫌だと意思表示してにっこり笑ったMさんの笑顔が印象的でした。こうしてわずか5日間の生活を静かに終了しました。これで良かったですか？　ゆっくりお休みください。」

## 第150話　N氏　60代　男性　胆嚢がん

Nさんは〝胆嚢がん〟と診断されて化学療法を開始しました。4ヶ月続けましたががんは小さくならず、手術も出来ないため、BSCを宣告されて我々の緩和ケア病棟にやって来ました。

「Nさんは入院後にがん性疼痛が増強し、発熱もあって不穏状態になってしまいました。そしてわずか3日間の緩和ケア病棟の生活で終了しました。3日間のうちに満足な疼痛コントロールが得られず、発熱コントロールすらも出来ずにごめんなさい。最期に家族、特に奥さんに病状を説明し痛みをコントロールする最後の手段としての鎮静を説明したところ、奥さんからは『眠ってしまう状態になっても仕方がありません。痛みがない状態にしてあげたい！　今まで十分に苦しんで頑張ってきた人なので！』という言葉を頂きました。これで良かったですか？

ゆっくりお休みください。」

## 第151話　O氏　50代　男性　腎がん

Oさんは動悸、呼吸困難感をきっかけに〝腎がん〟肺転移と診断されました。腹腔鏡下腎摘出手術後に標準化学療法を施行しましたが、抗がん剤の効果がなくBSCとなり我々の緩和ケア病棟にやって来ました。

「Oさんは仕事人間で家族のために馬車馬のように働きました。一方趣味も多彩でした。生きた長さは50年間でしたが、濃い50年間で、Oさんが十分生ききったと思える時が寿命です。主治医から見ても羨ましい濃縮した人生でした。抗がん剤治療の副作用と思われる間質性肺炎が転換点となり入院した日の夜から全身の衰弱が進行し、わずか2日間の緩和ケア病棟の生活で静かに終了しました。母親とは順番が逆になりましたが、趣味のバイク（ハーレー）に跨がって日本中を自由に飛び回ってください。お疲れ様でした。ゆっくりお休みください。」

## 第152話　P氏　60代　男性　腎がん

Pさんは鉄欠乏性貧血の精査で〝腎がん〟と診断されました。腎摘出手術を受けた後、標準化学療法を1年間施行しましたが抗がん剤の効果がなくなるとBSCを治療医から宣告され我々の緩和ケア病棟にやって来ました。

「Pさんは入院時の検査で血小板が0・8万しかありませんでした。この時点で家族には生命の予後予測は1日、2日の単位ですと告げました。そして緩和ケア病棟に来て3日間で足早に逝ってしまいました。最期は迷惑をかけていたとPさんが言う家族3人に看取られ、皆さん泣いていました。Pさんは十分生ききったのではと思わせる瞬間でした。奇しくも亡くなった日はPさんの誕生日でした。良かったですね。ゆっくりお休みください。」

Column 9

## 近しい人の看取り

近しい人を看取った経験は実はほとんどありません。父方の祖父、祖母は亡くなっていましたし、母方の祖父、祖母は亡くなった後の連絡でした。父親もしかりで特に持病もなく自宅で生活していました。ある朝、母親が「朝食はパンにするかご飯にするか？」と尋ねて「パンにする」と答えて準備して持って行った時には息が切れていたと聞いています。それくらい自然な経過だったので、連絡があったのは亡くなった後からでした。老衰と考えている父親の寿命は享年92歳でした。看取りというよりは死を身近に感じ、誰にでもやってくるものだと感じた体験です。

父親が亡くなった後、母親は独居を続けていました。その母親を介護する事を決意して郷里の大分に帰りました。その母親が初めてと言ってもいい看取りになりました。しかし母親もこれといった病気もなく、ただ一つ軽い認知症だけでした。このため一人で生活する事が危なくなって郷里に帰ったようなものです。がんというわけではないので、痛いとか苦しいとか全く訴えませんでした。ケアマネージャーと相談して週に2回デイサービスに通い、主たる介護者である妻が介護に疲れたら施設のショートステイを利用していました。ちょうど施設のショートステイを利用していた時の事です。たまたま自分が病院当直の日に施設から運ばれてきたのが母親でした。何と心肺停止状態でした。頭で考える事なく直ちに救命措置を施し、胸骨圧迫心マッサージから蘇生処置を始めました。自己心拍は回復しましたが呼吸は駄目でした。そのため気管挿管して人工呼吸器管理となりました。主治医は勿論息子です。幸い2週間後には自発呼吸も回復して抜管する事が出来、さらに自宅に歩いて帰る事も出来ました。そこから約1年間自宅で生活する事ができたのです。

この経験を通して考えた事があります。『予期しない死は家族として受け入れがたい』という事です。そして『亡くなる本人の覚悟、家族の納得』があれば死を受け入れられるという事です。緩和ケア医ではなく救急医として自然に救命処置を施した判断が、それで良かったのか？　結果的に救命してから約1年間の生命を得る事が出来たのですが、母親は幸せを感じてくれたのでしょうか？　家族は勿論幸せに決まっています。ふだんからの会話が大切ですね！　アドバンス・ケア・プランニングはこんな時のためにするものです。母親はその後自宅で静かに自然に在宅看取りとなりました。享年90歳でした。自分も家族も納得した結果でした。

よく高齢者の多い老人会の講演に行って、「最期はどんな風に死にたいですか？」と質問するのですが、答えの多くは「ピンピンコロリ」が良いと言います。亡くなる自分はピンピンコロリが良いとしても残される家族はどうでしょうか？　本当にピンピンコロリが良いのですか？　ほどほどに準備できる時間があった方が良くはないですか？

# 第10章　生きたように死んでいく

## 第153話　A氏　70代　男性　直腸がん

Aさんは下血をきっかけに〝直腸がん〟を指摘され、治療方針決定のため専門病院を受診しましたが、待ち時間が長い事に怒って当日の診察も、これからするはずの手術も拒否しました。その後は4年間何処も受診せず、特に症状もなく経過していましたが、倦怠感で救急搬送された時、がんからの出血による高度の貧血を指摘されました。この時も治療を拒否したため我々の緩和ケア病棟にやって来ました。

「Aさんは最期までオレ流を貫きました。Aさんが気にしていたのは、Aさんの父親が同じ直腸がんで手術してわずか1ヶ月で亡くなってしまった事でした。その時Aさんは子供として何も父親にしてあげられなかった思いがありました。『同じ思いを自分の子供にはさせたくない！』とオレ流を貫いた事がわかりました。その事を息子に告げると『直腸がんがわかって4年も長生きしてくれた』と父親に感謝していました。またAさんの気持ちは我々がわかってくれたと思っているのか、74日間の穏やかな生活を楽しむ事が出来ました。良かったですね。ゆっくりお休みください。」

## 第154話　B氏　70代　男性　大腸がん

Bさんはタイで仕事をしていましたが、健診をきっかけに、肝転移を合併する〝大腸がん〟と診断され、国内に帰国して直ちに抗がん剤治療が開始されました。治療を続けて1年後、脳梗塞を発症したため、抗がん剤治療を継続する事が出来ずに中断を余儀なくされました。この時点で抗がん剤治療の効果なしと判定されBSCとなって我々の緩和ケア病棟にやって来ました。

「Bさんは自由人でした。大腸がんの事は主治医に任せて自分は脳梗塞のリハビリに執念を燃やしていました。脳梗塞の誘因は合併する高度高血圧でしたが、いくら注意しても夜中にカップラーメンを食べたり、塩分制限には応じなかったりと血圧は常に190～200台でした。そんな自由人に再び脳梗塞を発症した事が転換点となり、急激に全身状態が悪化していきました。これもBさんらしさですね。60年ぶりの再会となった実の姉に最期を看取ってもらいました。良かったですね。これからは自由人の名に恥じずタイに限らず世界中を飛び回ってください。お疲れ様でした。」

## 第155話　C氏　60代　男性　胃がん

Cさんは〝胃がん〟で根治手術を目指しましたが、手術中に腹膜播種が認められたため姑息切除に終わり、術後に化学療法が始まりました。1年間の治療にもかかわらず、抗がん剤の効果がないためにBSCとなり我々の緩和ケア病棟にやって来ました。

「Cさんは我々の病院には珍しくインテリジェンスの高い人でした。物流関係の仕事に誇りがあって自分というものを持っていた人でした。入院後に腹部膨満感・倦怠感・疼痛のコントロールがついた段階で外出する事が出来ました。たっての希望で外出したので仕事の後始末かと思いきや、後で奥さんに聞くとパチンコに行ってきたそうです。Cさんのきわめて人間くさい部分を見せて頂きありがとうございます。最期は大勢の家族の到着を待って、18日間の緩和ケア病棟での生活を終了し静かに旅立つ事が出来ました。良かったですね。ゆっくりお休みください。」

**第156話　D氏　80代　男性　腎がん**

Dさんは30年前に〝腎がん〟とわかり腎全摘手術を受けました。その10年後、24年後にそれぞれ肺転移のため摘出手術、29年後に脳に12カ所の脳転移が見つかり放射線治療しましたが、これ以上の抗がん剤治療は本人・家族ともに拒否して我々の緩和ケア病棟にやって来ました。
「Dさんは荒ぶる魂を持った男の中の漢です。荒波を操る漁師らしく痛いとかきついとか決して言いませんでした。それどころかうっすらと笑顔を浮かべて穏やかな対応をしてくれました。その対応は医療者だけでなく家族にもまったく同じ対応でした。あっぱれで見事な大往生と言うしかありません。そんなDさんらしく最期も大勢の家族が見守ってくれました。良かったですね。ゆっくりお休みください。」

### 第157話　E氏　80代　男性　肺がん

Eさんは健診のレントゲン写真で肺の異常陰影を指摘され精査の結果〝肺がん〟と判明しました。抗がん剤治療・放射線治療で一時期は改善しましたが、1年後に脳転移、肝転移で再発し我々の緩和ケア病棟にやって来ました。

「Eさんとは8日間の短い付き合いでした。入院時には『少しでも歩けるようになりたい！』と意欲的にリハビリに取り組んでいました。入院時の画像検査では腹腔内のリンパ節がテニスボール大に腫れ上がり、がん性疼痛の出現も当たり前な話と予想されましたが、自分からは痛いとか一切言わず、まるで『痛くないですか？』と話しかけられるのを待っているかのようでした。最終段階のがん患者さんは皆孤独です。特に夜はなおさら孤独です。人間の底力を見せてくれたEさんは、穏やかな性格で、家族全員がそろう中、静かに旅立つことができました。エンゼルケアも息子さん、娘さんを含めた家族全員で行っていました。良かったですね。ゆっくりお休みください。」

### 第158話　F氏　70代　男性　喉頭がん

Fさんは路上で倒れていたところを救急搬送され、そこで両側の声帯麻痺を伴う〝喉頭がん〟と診断されました。自分の意思を表明できないFさんには直ちに救命のための気管切開術が施行されました。また生活上の問題と独居だった事もありがんに対する治療を断念して、我々の緩和ケア病棟にやって来ました。

「Fさんは物静かで一人が好きな人でした。時間の流れに身を任せ、世俗を超越しているような印象です。自分の意思に関係なく気管切開をしてから話す事が出来なくなり、その後の172日間を緩和ケア病棟で過ごしました。自分の部屋のように病室を使ってくださいと伝え、自分の生活スタイルを緩和ケア病棟で確立していました。お見舞い客は一人も来ませんでした。最期こそがん性疼痛や耐えがたい怠さのために持続的な調節性鎮静となりましたが、これで良かったですか？　ゆっくりお休みください。」

**第159話　G氏　60代　女性　子宮頸がん**

Gさんは腹痛、腰痛がきっかけで〝子宮頸がん〟と診断されました。古里を離れ娘さんのいる福岡の病院で標準化学療法を続けましたが、病気はさらに進行したためこれ以上の抗がん剤治療の継続は中止となり古里にある我々の緩和ケア病棟にやって来ました。
「Gさんは古里の空気と食材が大好きな人でした。そもそもの性格が積極的なため緩和ケア病棟のカフェテリアに出てきて置いてあるギターをつま弾き、毎週金曜日の定期音楽会も楽しんでいました。夏の恒例イベントである夏祭りも家族全員で楽しむ良い時間が取れました。その日、家族が帰った後に急激に腹痛が発生したのです。原因は腸管穿孔による汎発性腹膜炎でした。オピオイドではまったく効果なく鎮静も考慮しましたが、鎮静をスタッフ間でカンファレンスする時間もなく永眠されました。ごめんなさい。こんな時に緊急手術の選択肢は主治医にはありませんでした。家族も同様でした。本人は如何でしたか？　あの世でお茶でも飲みながら教えてください。」

**第160話　H氏　70代　女性　子宮頸がん**

Hさんはもともと統合失調症で10年以上精神科に入院していました。発熱をきっかけに総合病院で精査したところ、水腎症がわかりその原因は膀胱浸潤を伴う〝子宮頸がん〟と診断されました。元々の入院先の精神科に帰り療養していましたが嘔気・嘔吐のため、「身体症状が出現した時はお願いします」と予め言われていた我々の緩和ケア病棟に緊急入院となりました。
「Hさんは統合失調症という病気があってか、とても孤独に見えました。しかし症状緩和の治療に関しては、自分の意思をはっきりと伝えました。病気の進行から腸閉塞、がん性疼痛を生じましたが、いわゆる絶食・点滴や嘔気の症状コントロールするため経鼻胃管から持続吸引やイレウス管の挿入といった処置は好まず、腸閉塞にもかかわらず腸分泌を抑える薬を使いながら食べる事を選択しました。一時的に嘔吐しますが、嘔吐した後はすっきりして笑顔が見えました。医学的に正しい事より患者の気持ちに添う治療が大切だという事をここでも学びました。最期は姉夫婦に看取ってもらい58日間の生活を終えました。良かったですね。ゆっくりお休みください。」

## 第161話　I氏　80代　女性　卵巣がん

Iさんは初診時に〝卵巣がん〟がん性腹膜炎と診断されました。しかしIさんにがん病名を告知されず、エビデンスの高い標準化学療法も家族が希望されず、かかりつけ医で経過観察していました。1年後に腰痛をきっかけに水腎症と診断され、卵巣がんの進行とわかりましたが、改めてBSCを再確認。がん性疼痛が強くなり症状コントロール目的に我々の緩和ケア病棟に入院となりました。

「Iさんは緩和ケア病棟で136日間もの良い時間を過ごして頂きました。それはIさん自身の生きる力が強かったからだと思います。入院60日後くらいから尿量が減少、寝る時間が長くなり生命の予後予測は1週間前後の週の単位と家族に伝えましたが、そこからなお3ヶ月も頑張りました。無尿になってさえ10日間以上も頑張りました。娘さんも我々の要請にその都度応じて寄り添ってくれました。家族が近くにいる事は良い事ですね。最期はその娘さんに看取って頂きましたが、他の家族が来られるのを待って死亡宣告しました。良かったですね。ゆっくりお休みください。」

## 第162話　J氏　80代　男性　肺がん

Jさんは〝肺がん〟と診断されても治療を希望しないため我々に紹介があり、面談の結果療養の場所は自宅、症状の経過観察は緩和ケア外来受診と設定して経過観察していました。3ヶ月後の外来で右半身麻痺が出現してほぼ寝たきり状態になったため、妻だけでは介護困難となり我々の緩和ケア病棟に緊急入院となりました。

「Jさんは入院してから穏やかに30日間の緩和ケア病棟での生活を妻とともに楽しむ事が出来ました。Jさんには亡くなる前に初めて看取りのリバプールパス（注58）を導入しました。そしてJさんの命は家族にお返ししました。Jさんは寡黙な人で、心は強く自由人でした。妻も悔いがないほど夫に尽くしていました。そんな家族に見守られながらの旅立ち、良かったですね。ゆっくりお休みください。」

（注58）看取りのリバプールパス：最終段階の患者さんや家族に適切なケアを提供するためのクリニカルパス。スタッフの頻回な訪室を避け家族と最期の時を静かに厳かに過ごしてもらう。

## 第163話　K氏　70代　女性　膵がん

Kさんは最終段階の〝膵がん〟として紹介を受け、面談の結果、療養の場所は自宅、症状の経過観察は我々の緩和ケア外来受診と設定していました。ある日自宅で転倒した事から家族が心配して我々の緩和ケア病棟に緊急入院となりました。

「Kさんは2回目の緩和ケア病棟入院となりましたが、その時『家に帰らなければ良かった』とおっしゃっていました。自分のわがままで無理をして自宅に帰りましたが、かえって家族に迷惑をかけたとでも思ったのでしょうか？　転倒により第12胸椎に新鮮な圧迫骨折（注59）を合併しコルセットを作成しましたが肌に合わず、行きつけの整骨院に家族が連れて行き装具を作って装着していました。ご主人も『Kさんは本当によく働いてくれた』と感謝の言葉をかけていました。この事からも家に帰った事を決して家族は迷惑とも思っていない事がわかります。Kさんにこの事を伝えると、家族と良い時間を過ごしているようでした。最期は家族全員がそろう中、穏やかに旅立ちました。良かったですね。ゆっくりお休みください。」

（注59）圧迫骨折：背中の椎体がもろくなって、転倒などの刺激により椎体がつぶれたように骨折するのが圧迫骨折。高齢者が寝たきりとなる原因の一つ。

## 第164話　L氏　80代　男性　肺がん

Lさんは胸部レントゲン写真の異常から精密検査を指示され〝小細胞肺がん〟と診断されました。しかし生命予後を延長するエビデンスがある化学療法は希望されず、そのまま治療医の外来で経過を観察していました。胸痛、血痰を訴え外来を受診した結果、がんの進行を認め治療医から我々に紹介があり緩和ケア病棟に入院となりました。

「Lさんは男の中の男でした。多少酒好きな面がありましたが、愛する妻に負担をかけまいと入院を決断したのでした。84日間の緩和ケア病棟での生活の中、毎夕方に酒を飲めて良かったですね。時々『家に帰りたい』との発言がありましたが、その都度妻の事を考えて思い止まっていました。良い時間を過ごす事が出来たと思います。最期は大阪から子供さんたちが帰省し1週間も寄り添ってくれました。これもLさんの人徳ですね。良かったですね。ゆっくりお休みください。」

## 第165話　M氏　50代　女性　乳がん

Mさんは〝乳がん〟の診断で根治手術を受けました。それから、2年目に骨・肺転移、7年後に脳転移、8年目に髄膜播種を合併し、それぞれの転移に抗がん剤治療、放射線治療を続けてきました。しかし治療の効果がなくなりBSCとなって我々の緩和ケア病棟にやって来ました。

「Mさんは朗らかな明るい人でした。勿論家族、夫と2人の娘さんの事を一番に考える人でした。その家族の期待にありったけの力を振り絞って応えようとしていました。このような生活が33日間続きました。病気の進行から呼びかけに反応はするものの次第にMさんが何と言おうとしているのか理解できず、Mさんも家族も辛そうにしていました。また寝る時間も次第に長くなっていきました。これが自然な流れですと家族に説明しましたがわかって頂けましたか？最期は次女さんが付き添っていましたが、その次女さんも気がつかない程の自然な静かな穏やかな旅立ちでした。本当に長い間お疲れ様でした。今までよく頑張りました。今はもうゆっくりお休みください。」

## 第166話　N氏　40代　女性　乳がん

Nさんは初診時に〝進行乳がん〟と診断されました。手術前化学療法、腫瘍摘出手術、手術後化学療法と続けてきました。それにもかかわらず次々と肺、肝、脳、腎、胸膜と転移が判明しBSCとなって我々の緩和ケア病棟にやって来ました。

「Nさんは嵐の大ファンで、中でも二宮君が好きでその話をする時だけ笑顔を見せていました。逆にそれ以外の時は呼吸困難で苦しんでいるように見えました。臥床して背中をベッドに付けられない程です。一時期はオピオイドの持続皮下注射や胸水除去する事でNさん自身が改善を自覚する事も出来ましたが長続きしませんでした。支えを強化するためにジャニーズ事務所に手紙を書いて、励ましのメッセージをと依頼しましたが音沙汰はありませんでした。ごめんなさい。最期は娘さん2人と旦那さん、そして両親に見守られて10日間の緩和ケア病棟での生活を終了しました。これで良かったですか？　ゆっくりお休みください。」

## 第167話　O氏　70代　男性　胃がん

Oさんは最終段階の〝進行胃がん〟多発肝転移と診断され治療を望まない事から我々に紹介がありました。面談の結果、療養の場所は自宅、症状の経過観察は緩和ケア外来の受診と設定して緩和ケアをスタートしていました。2ヶ月後に胸背部痛と貧血の進行が認められ、精査と症状コントロール目的とで我々の緩和ケア病棟に入院となりました。

「Oさんは津久見の好好爺と言う言葉がぴったりの人、自分の考えをしっかり持った人でした。

津久見の名物『ギョロッケ』ごちそうさまでした。貧血の原因は胃がんからの出血でした。緩和ケア病棟に入院して１回輸血した事で良い時間を67日間も家族と過ごす事が出来ました。最終的に終末期せん妄の合併で、少しだけ鎮静を施行しました。最期は次男さん、長男さんのお嫁さんに見守られての旅立ちでした。これで良かったですか？　ゆっくりお休みください。」

## 第１６８話　Ｐ氏　70代　男性　大腸がん

Ｐさんは尿路感染症を繰り返したことがきっかけで、後腹膜に浸潤した〝進行大腸がん〟と診断されました。感染防止のため尿管ステントを留置して我々の緩和ケア病棟にやって来ました。

「Ｐさんはワイルドな野生児でした。同時に他人に対する思いやりを持ち合わせていました。人は見かけにはよりません。主治医が学会に行く時は『気をつけて行ってらっしゃい』といつも声をかけてくれました。亡くなる4時間前にも主治医に『いつまでも元気で！』と優しい言葉をかけてくれたのも印象的でした。尿路感染症をコントロールした後は１４３日間緩和ケア病棟で良い時間を過ごしましたが、一人で静かに旅立ってしまいました。これで良かったですか？　お疲れ様でした。ゆっくりお休みください。」

## 第169話　Q氏　80代　男性　胃がん

Qさんは9ヶ月前の胃カメラでは異常を指摘されませんでしたが、上腹部の違和感が続くため改めて胃カメラを施行した結果〝進行胃がん〟と診断されました。根治手術を目指して開腹手術しましたが切除不能で、経口摂取を可能にする胃空腸吻合術というバイパス手術を施行し、その後に標準化学療法を6ヶ月間施行しました。しかし抗がん剤の効果なくBSCとなって我々の緩和ケア病棟にやって来ました。

「Qさんは男の中の男、意思の強い立派な人でした。看護師さんたちは一様に『Qさんのような人が夫だったら！』と言っていました。吻合部の狭窄による通過障害から食後の嘔吐があり、主治医は対策として3つ提示しました。①絶飲食・高カロリー輸液による点滴、②胃管挿入して嘔気・嘔吐対策、③嘔吐する事を承知で食べる。このうちQさんは③を選択して最期まで食事していました。しかし、3日に1度の嘔吐が2日に1度、毎日となり最終的には経口摂取不能となり、さらに寝る時間も長くなり24日間の緩和ケア病棟での生活を静かに終えて永眠されました。頑固者だったけど優しかったQさん、これで良かったですか？　ゆっくりお休みください。」

## 第170話　R氏　50代　女性　大腸がん

Rさんは〝大腸がん〟腹膜播種と診断されましたが、合併症として統合失調症があるためがんに対する治療をしないまま治療医の外来で経過観察されていました。食欲不振、体重減少があり紹介を受けて我々の緩和ケア病棟にやって来ました。

「Rさんは3歳児程度の知的能力でしたが、環境が変わる緩和ケア病棟入院後に精神的不安定になる事を心配していましたが、心を開いて我々スタッフとコミュニケーションしてくれました。良い時間を35日間緩和ケア病棟で過ごして頂けました。文字通り少女のような純真な心で接してくれました。主治医の邪悪な心が洗われる気持ちです。今、その魂が天に帰っていく時です。良かったですね。ゆっくりお休みください。」

**第171話　S氏　80代　女性　肺がん**

Sさんは〝肺がん〟と診断されEGFR遺伝子変異（注60）陽性のため有効な標準化学療法があると勧められましたが、家族が拒否しました。それから2年6ヶ月後に我々の緩和ケア病棟にやって来ました。

「Sさんの緩和ケア病棟での生活は239日間でした。この間、家族の協力が少ないため『Sさんのそばに寄り添って頂けませんか？』と家族にお願いしてもほとんど協力がありませんでした。Sさんは寂しがり屋のくせに気が強く、たまに家族が来院しても『早く帰れ！』と命令するような家族との関係でした。ただ最期の最期になってお孫さん2人に看取ってもらう事が出来ました。これで寂しい事もなくなりますね。ゆっくりお休みください。」

（注60）EGFR遺伝子変異：EGFRはがん細胞の表面に存在しており、がん細胞が増殖するためのスイッ

チの役割をしているタンパク質、これに遺伝子変異があるとがん細胞を増殖させるスイッチが常にオンとなっている。

### 第172話　T氏　60代　男性　膵がん

Tさんは埼玉県在住でしたが、倦怠感をきっかけに病院を受診した結果、生命の予後予測が1ヶ月の〝膵がん〟と診断されました。一方的な告知だったようです。埼玉から地元の大分での加療を希望し帰省しましたが、地元のがん拠点病院でも「効果的な治療法はない」と言われ、失意のまま紹介を受けて我々の緩和ケア病棟にやって来ました。

「Tさんは本来なら埼玉で孤独死してもおかしくないギャンブラーでした。それを妹さんが引き取り、緩和ケア病棟で看病し、わずか4日間の生活でしたが看取りました。妹さんはTさんのすべての事を許してくれました。そのおかげで人間らしく旅立ちが出来て良かったですね。ゆっくりお休みください。」

### 第173話　U氏　60代　男性　肺がん

Uさんは最終段階の〝肺がん〟として紹介を受け、療養の場所は自宅、症状の経過観察は緩和ケア外来と設定して緩和ケアをスタートしていました。その外来でがん性疼痛に使用したオピオイドが原因と思われる、せん妄が出現しさらに発熱を認めたため、我々の緩和ケア病棟に入院して頂きました。

「Uさんは普段のUさんらしさがなくなると『殺してくれ！』とか痛みが出れば『殺してくれ！』とか呼吸困難感が出れば『殺してくれ！』の連発でした。痛みや呼吸困難感は薬剤で解決できても、何のために生きているのかという心の痛みに関しては黙って話を聴くしかありませんでした。決定的となったのは頸椎転移から四肢麻痺になった時でした。今まで出来ていた歩く事、力を入れて箸を持つ事、書く事が出来なくなり人間としての尊厳を失わせました。このためすっかり気力がなくなってしまいました。最期は反対していた奥さんもUさんの気持ちを受容して浅い鎮静を開始しました。ごめんなさい。Uさんの苦しみを傾聴、共感する我々の援助的コミュニケーション不足を痛感しました。今後の努力を約束します。今はもうゆっくりお休みください。」

## 第174話　V氏　80代　女性　膵がん

Vさんは〝膵がん〟と診断され、化学療法を6ヶ月続けましたが効果が認められず、BSCとなって積極的な治療の中止を宣告されました。治療医と家族との話し合いの結果、療養の場所は自宅、症状の経過観察は治療医の外来受診と設定していました。しばらく自宅で生活していましたが発熱がきっかけで、治療医から紹介があり我々の緩和ケア病棟にやって来ました。

「発熱の原因は肺炎で、抗生物質によって簡単にコントロールできました。同時に施行した血液検査でHb5・5g／dℓと貧血がわかり、ここから下血も加わったため輸血しました。輸血した分をさらに下血し、結局Hb5・3g／dℓで安定しました。『直接止めることが出来ない出血には橈骨動脈が触れるくらいに血圧をコントロールする』と災害治療で学んでいましたが、その通りでした。TAEや放射線科的治療はまったく考えませんでした。下血する恐れがある事はわかっていましたが、経口摂取を本人の希望で開始して、自分の好きなものを食べて頂きました。ここから良い時間を42日間家族とともに過ごす事が出来ました。最期は出血性ショック（注61）状態となって家族に見守られながら旅立ちました。これで良かったですか？　ゆっくりお休みください。」

（注61）出血性ショック：出血のため循環血液量が減少して、生命維持に必要な酸素を組織に運べなくなる状態。初期には血圧低下する前に、生命維持する代償機能が働き末梢の血管を収縮させる。このため四肢冷汗や蒼白になる。血圧低下は出血性ショックが既に進んだ状態で心停止の一歩手前。

## 第175話　W氏　60代　男性　大腸がん

Wさんは〝大腸がん〟の肝転移で化学療法を施行していました。しかし1年続けてもがんの縮小効果はなく、治療医と家族と相談の結果在宅を療養の場、症状の経過観察は治療医の外来受診と設定してフォローされていました。6ヶ月後倦怠感が強くなり治療医から紹介があり我々の緩和ケア病棟にやって来ました。

「Wさんは入院して『きつい！』とか『早く楽になりたい！』という言葉が目立ちました。文字通り『早く死にたい』という言葉尻ではなくその裏にある真意を探るために時間をとって寄り添いましたが、基礎疾患にうつ病がありきわめてコミュニケーションが困難でした。加えて家族の協力がなく孤独に緩和ケア病棟の生活を続けていました。単なる薬剤調整では『うつ』のコントロールは困難で基本的に出来た事は睡眠覚醒リズムを確保するくらいでした。こんな中、がんの進行から43日間の緩和ケア病棟での生活を孤独のまま一人で終了しました。Wさんの家族は我々スタッフと思い、心を込めて緩和ケアをしましたが、これで良かったですか？今はもう、ゆっくりお休みください。長い闘病生活お疲れ様でした。」

## 第176話　X氏　70代　男性　前立腺がん

Xさんは〝前立腺がん〟と診断され、ホルモン療法、抗がん剤療法、放射線療法を受けてきました。しかしながらすべての治療法に効果がなくなり、これ以上のがんに対する積極的な治療が中止となり我々の緩和ケア病棟にやって来ました。

「Xさんには尿排出経路として『腎瘻』と『尿管皮膚瘻』とがあり、瘻孔周囲の尿漏れから皮膚障害がありました。当初は皮膚障害軽減のために1日何回も包交を繰り返したため、主治医は腎瘻か尿管皮膚瘻のどちらか一本にしようと考えましたが、その事がかえってXさんを苦しめている事に気がつきませんでした。医療者は皮膚障害が軽減した方が良いと思う治療法が患者さんにとっても良い治療法とは限らない事に気がつきました。そこで処置する回数をできる限り減らして、Xさんの気持ちに共感するような緩和ケアに努めました。この事でXさんの笑顔が増えた気がします。以上の経過で23日間にわたる緩和ケア病棟の生活を穏やかに終了しました。これで良かったですか？　ゆっくりお休みください。」

## 第177話　Y氏　80代　男性　舌がん

Yさんは〝舌がん〟と診断されましたが、積極的な治療は年齢的に無理と治療医に判断されBSCとなって一旦近くの一般病院に入院していました。家族の希望があり、我々の緩和ケア病棟にやって来ました。

「Yさんは頑固者でしたが、家族に愛されていました。症状コントロールのために誤嚥性肺炎に対する抗生物質の点滴や貧血に対する輸血など、様々な処置や治療法を提案しましたが、その都度Yさん自身に拒否されました。自然のままに人間らしくという気持ちでしたか？　亡くなる前日まで家族と会話を楽しみ、家族と歌を歌って楽しみました。こうして62日間に及ぶ緩和ケア病棟での生活を穏やかに終了しました。良かったですね。ゆっくりお休みください。」

## 第178話　Z氏　80代　女性　悪性リンパ腫

Zさんは〝悪性リンパ腫〟と診断され標準化学療法を受けていました。効果はありましたが、副作用である末梢神経障害による四肢のジンジン感、合併するパーキンソン病による企図振せん（注62）から食事を口に持って行けなくなり、本人も家族も積極的な抗がん剤治療の中止を希望したため我々の緩和ケア病棟にやって来ました。

「Zさんの気になる症状はがん関連症状ではなく、パーキンソン病による企図振せんという症状でした。食べ物を口の持って行こうとしても口に上手く入らないからです。食事が出来なければ生きていても仕方がないという考え方でした。この対策をリハビリの協力を得て行ないました。器具を調整する事により食事はスプーンで口元に持って行けるようになりました。その後は良い時間を保つことが出来ましたが長続きせず、今度は不安定な徐脈（注63）発作を合併しました。電気的治療（注64）を家族も主治医も望まず、そのまま静かに穏やかに30日間の緩和ケア病棟での生活を終了しました。最期はZさんが最も愛する旦那さんの元で旅立ちました。良かったですね。ゆっくりお休みください。」

（注62）企図振せん：静かにしている時は起こらないのに、何か目的のある事をすると震えてくるような振せん。
（注63）不安定な徐脈：心臓を動かす電気刺激の伝達に障害があり、様々な症状を引き起こす。不安定とは放置すると心拍が止まる可能性が高い事。
（注64）電気的治療：心停止に行う電気ショック（除細動）、頻拍の時に行う同期電気ショック、徐脈の時に行う経皮ペーシングなど除細動器を用いて行う電気的治療の事。

## 第179話　A氏　80代　男性　膵がんと肺がんとの重複がん

Aさんは認知症で加療されていましたが、転倒をきっかけに脳梗塞以外にも〝膵がん〟〝肺がん〟の重複がんと診断され、家族の判断でがんに対する積極的な治療をしない事になり、我々の緩和ケア病棟にやって来ました。

「Aさんはどちらのがんも進行していて、膵がんは黄疸が出現する一歩手前でした。痛いと訴えても信用されない認知症のために診断が遅れたのかもしれません。がんに対する治療は出来ませんでしたが、Aさんらしく過ごす事が出来るようにする緩和ケア治療はたくさんありました。そしてその方策を講じてきましたが9日間の緩和ケア病棟での生活を終了し、静かに家族に囲まれて旅立ちました。最期の顔はいい顔をしていました。緩和ケアが功を奏したなら良いですね。今はもうゆっくりお休みください。」

## Column 10 私の思い――緩和ケア医として最近考えていること

緩和ケア医として数多くの看取りを経験した今、感じる事があります。『家族は近所に住んだ方がいいのではないか？』という事です。親は自分に出来なかった事を子どもに期待して（？）子供たちに学問を与え自由にさせています。子供たちはその期待に応えて大学に行き、そのまま一流企業のエリートになる人もいます。親としては満足感が高いと思いますが、臨終の場ではどうでしょうか？　子どもに連絡しても会社が忙しいとかで、面会に来る事が出来ないし、出来たとしても2週間後・3週間後となってしまいます。親の看取りに休みを取りにくい社会の仕組みに問題があるのかもしれません。逆に子どもには学問が乏しくても幸せに暮らしている家族は大勢います。親の臨終の時には要請すればすぐに大勢の家族が集合します。家族の絆を感じる瞬間です。どちらがいいというわけではありませんが、自分なら後者がいいなあと思います。

もう一つは患者さん、家族は様々だということです。多様な価値観を受け入れなければなりません。自分の医療者としての価値観を患者さんに押しつけてはいけないという事です。医療者が良いと思う事がそのまま患者さんにとっても良いとは限らないからです。患者さんや家族は苦しみから、頭ではわかっていても人を傷つけることがあります。怒りは弱い人に向かっていきます。怒鳴られてもそれを受容できる広い心を持ちたいと思います。相手は本気で怒ってきた時、冷静にその場で受け止める事は難しいかもしれません。

しかし、コチラも本気で怒り返してはいけません。日本アンガーマネージメント協会でも、「怒りとは理想と現実の開き」と述べています。理想のケアをしようと思っても現実はうまくいかない事も多いのです。親しき仲にも礼儀ありと患者さんの怒りを受け入れようとしない医療スタッフもいますが、苦しんでいる人に説得、話し合いは無理だと思っていて間違いありません。これがケアの不全感につながる事もあるのですが、コラム1でも書いているように「医療者にとってケアの不全感を持つことは、ある意味において健全で自然なことと言える」。こんな時こそ緩和ケアスタッフの支え合いが必要です。チームの強さが一人ひとりの強さの和以上のものであるように、何か超越的なものが生まれるように思われるからです。

筆者の住む大分では、近くを散歩すると大勢の子どもさん達が挨拶をしてくれます。近所の知っている子供たちではなく、全く知らない子供たちでさえ町内で挨拶をしてくれます。あなたの住んでいる地域では考えられますか？　都会の子どもさん達は知らないおじさんに声をかけられたら、返事をしたらいけないと教えられていると聞いています。言いたい事は、困っている人、苦しんでいる人を社会で孤立させる事なく、ＳＯＳサインをキャッチしましょうという事です。地域で声を掛け合えば、きっと社会全体も穏やかになると信じています。

# 第11章　それでも治療を

## 第１８０話　A氏　60代　女性　腎がん

Aさんは大動脈周囲リンパ節に転移がある〝腎がん〟で手術後6ヶ月にわたり抗がん剤治療を続けてきました。最後の化学療法となるスーテント（注65）の適応を自分自身の身体で判断して施行する事になりましたが、骨髄抑制と自分の身体のきつさとでこれ以上の治療の継続は困難と判断して、そのまま本人の希望を受け入れて自宅で生活し、症状の経過観察を訪問診療で対応していました。家族が週末留守になるため我々の緩和ケア病棟にレスパイト入院となりました。

「Aさんは鉄の女です。腎がんと闘って戦い抜いた鉄の女です。一度決めた事は頑として守り抜きました。最後の最後まで抗がん剤治療して自分の意思で在宅を決めました。それを家族も支え続けてくれました。耐えがたい倦怠感に最後の手段としての鎮静の話をAさんにしても首を縦に振りませんでした。再び体力をつけて抗がん剤治療を再開する話には首を縦に振りました。亡くなる8時間前の話です。結果的に抗がん剤による骨髄抑制が原因と思われましたが、自分の気持ちを最後まで守り抜きました。Aさんを支えてくれたものは自分自身の強い精神力と家族の存在でしたね。これで良かったですか？　今はゆっくりお休みください。」

（注65）ステント：分子標的薬のひとつ、がん細胞が増殖する時の情報伝達に必要な酵素を阻害して抗腫瘍効果をあらわす。手術不能腎がんに効果があるとされている。

## 第181話　B氏　70代　女性　卵巣がん

Bさんは腹部膨満感から腹水貯留が判明。原因は〝卵巣がん〟でした。その後古里を離れて抗がん剤治療と手術とを施行しましたが、1年後には抗がん剤の効果がなくBSCとなり古里にある我々の緩和ケア病棟に入院となりました。

「Bさんは家族とともにがんの治療に執念を燃やした人でした。『今のうちに出来ることを全部やりたい』と言って、自費で温熱療法（注66）や養子免疫療法（注67）を追求していきました。こうする事でがんの不安、死の不安と戦っていたのですか？　しかし腸閉塞が完全閉塞になった事が転換点となり自分のしたい事が何も出来なくなり急激に衰弱が進行していきました。この時点で本人・家族と今後の方針を話し合い、積極的ながん治療を行わない事を確認しました。その5日後に家族が見守る中静かに永眠されました。これで良かったですか？　ゆっくりお休みください。」

（注66）温熱療法：がん細胞が熱に弱い事を利用して始められた治療法。大きく分けて局所温熱療法と全身温熱療法とがある。

（注67）養子免疫療法：がん患者自身に流れる血液の中（生家）からリンパ球を一度体外に出して（育ちの家に養子に出す）活性化して体内に戻す治療法。

## 第182話　C氏　60代　女性、子宮肉腫

Cさんは大腸憩室炎の治療時に子宮筋腫があると診断され、2年間、子宮筋腫の経過を観察していました。その後下腹部痛、不正性器出血から〝子宮肉腫〟と診断されて子宮全摘術を含めた標準手術が施行されました。ここから化学療法が始まりましたが、肺動脈血栓症を合併して抗がん剤は中断を余儀なくされました。その間もがんは進行して肺転移が判明し、治療医は緩和ケアを勧めましたが、Cさんはなおも抗がん剤治療を強く希望しました。全身状態が抗がん剤に耐えられなくなってもなお抗がん剤治療を希望していましたが、一旦抗がん剤治療を断念して我々の緩和ケア病棟にやって来ました。

「Cさんと47日間付き合ってわかった事は、人間の優しさと真に持っている心の強さです。東京の病院にセカンドオピニオンを求めに行ったり、免疫療法の道を模索したり治療に執念を燃やしていました。模索しながらもCさんは自分の寿命を察知しているように感じました。すべての治療を試みないと自分で決断したのです。ここからさらに家族の献身的な介護が始まりました。Cさんの孤独が癒やされているようでした。まさに家族の絆を見せつけられました。これこそがCさんが生きてきた証ですね。良かったですね。ゆっくりお休みください。」

## 第183話　D氏　70代　男性　肺がん

Dさんは健診で胸部レントゲン写真の異常陰影をきっかけに〝肺がん〟と診断されました。幸いに根治手術する事が出来、術後に内服薬で補助化学療法していましたが、1年6ヶ月後にがん性胸膜炎で再発しました。このため点滴で標準化学療法を続けましたが、副作用である間質性肺炎を合併して抗がん剤は中止を余儀なくされ、これ以降は積極的な抗がん剤治療の中止を宣告されて我々の緩和ケア病棟にやって来ました。ただしDさん本人は体力が回復したら抗がん剤治療を受けたいと思っていましたし、妻も同じように考えていました。

「Dさんは40年間奥さんとともに、連理の枝、比翼の鳥と思える夫唱婦随ぶりを緩和ケア病棟で見せてくれました。ただ、その奥さんがDさんを大事にするあまり、立ってトイレに行かせたり、普通通りに食事したりする事を夫に強要している様に医療者には見えました。『食事の量も活動度も今まで出来ていたようにはできなくなるのは自然な流れです』と奥さんに説明してもわかってもらえませんでした。奥さんの希望と行動は我々医療者には受け入れがたいものでしたが、Dさんは奥さんの行動を受け入れていました。必死に奥さんの言う通りにしていたからです。これがDさんの愛情表現なのですね。Dさんと奥さんが望む化学療法はできませんでしたが、最期はその奥さんと子供さん2人が見守る中、旅立つことが出来て良かったですね。ゆっくりお休みください。」

## 第184話　E氏　60代　女性　胃がん、尿管がんと十二指腸悪性リンパ腫の3重複がん

Eさんは〝3重複がん〟の診断でまず、胃がんの化学療法を優先しました。抗がん剤治療して治療終了後にレスパイト入院する事を繰り返していました。前回退院時には「次の抗がん剤治療に向けて万全の体調で臨む」と言っていました。一方、抗がん剤治療を施行する施設の名前を聞くだけでEさんはパニック状態となりました。突き放すように送り出しましたが、抗がん剤治療の続行は困難と治療医に判断されて我々の緩和ケア病棟に帰ってきました。

「Eさんの3回目の入院ではあまり会話できませんでしたが、今までの2回の入院からEさんとはお互いの気持ちを理解していたと信じています。それにもかかわらず最後にEさんの気持ちにより添わず、心を鬼にして治療に向かわせた事、ごめんなさい。許してください。意思決定支援する事は難しいものだと実感しました。そんな情けない主治医にもかかわらず、Eさんはとても穏やかな最期を迎える事が出来ました。人間は生きたように死んでいくといいますが、20日間の緩和ケア病棟での生活をみるとEさんの人柄で穏やかな最期を迎えられた事がよくわかります。最期は家族が見守る中、静かで自然な旅立ちが出来て良かったですね。ゆっくりお休みください。」

## 第185話　F氏　80代　女性　膵がん

Fさんは〝膵がん〟と診断されましたが根治手術が可能で膵体尾部切除術が施行されました。その後、補助化学療法抗を施行していました。1年後に急性胆嚢炎を発症して腹腔鏡下手術を

施行した後も膵がんの化学療法を続けていました。最初の膵がん手術から2年後に、補助化学療法を続けていたにもかかわらず、がんが局所に再発しているとわかり治療医はBSCを勧めましたが、夫がそれでも抗がん剤の続行を希望され抗がん剤を続けました。しかし反応がないため、今度は夫もBSCを承諾して我々の緩和ケア病棟にやって来ました。

「Fさんは自分から症状を訴える事はなく、逆に周囲に気を遣うような日本人らしい肝っ玉母さんでした。音楽を愛し家族を愛しました。亡くなる5日前にも花見会に出席し、琴やら尺八やら抹茶など楽しみました。この頑張りで膵がんと闘ってきたのですね。最期の3日間こそだるくなって、我々は最後の手段としての鎮静を考えましたが、Fさんは痛くても家族との交流を楽しみにしていました。最期は夫も根負けして夜間のみ睡眠確保の鎮静となりました。これで良かったですか？　ゆっくりお休みください。」

**第186話　G氏　60代　男性　咽頭がん**

Gさんは〝咽頭がん〟と診断され根治手術が可能でした。6ヶ月後に局所再発して放射線治療、その後1年間抗がん剤治療施行しましたが効果なくBSCとなりました。

「Gさんの家族は①BSCといえ、治療を断念したのではなく自由診療でNK、LAK細胞による養子免疫療法とオプジーボ（注68）とを施行する事、②経口摂取量低下のため胃瘻造設を希望するが、意識が混濁してまで胃瘻を使う事はしたくないと意思を表明していました。Gさんもそれに応えて亡くなる3日前まで福岡で免疫療法を受けたいと言っていました。しかし今までの治療で間質性肺炎、細菌性肺炎を、さらに気胸を合併してこれが転換点となって、あれよあれよという間に永眠されました。最期の3日間は妻、息子さん2人が付きっきりで看病していました。これがGさんの生きた証ですね。家族全員が見守る中での旅立ち、良かったですね。ゆっくりお休みください。そしてGさんや家族の希望にまったく添う事が出来ずにごめんなさい。」

（注68）オプジーボ：京都大学の本庶佑先生がノーベル賞を受賞した事で話題になった免疫療法治療薬。

## 第187話　H氏　70代　女性　子宮がんと乳がんの重複がん

Hさんは〝進行子宮がん〟の手術前・後に標準化学療法を続けてきました。その6ヶ月後に〝乳がん〟を指摘され、今度は乳がんの根治手術と乳がんに対する抗がん剤治療を施行しましたがその時点で、子宮がんの再発が判明しました。さらに子宮がんに対する標準化学療法を治療医から勧められましたが本人が拒否してBSCとなり我々の緩和ケア病棟にやって来ました。「Hさんは自分のためではなく、家族のために生きてきたような人でした。緩和ケア病棟入院時の検査で生命の予後予測が1～2週間前後と家族に告知をしましたが、Hさん一家が家業で営んでいる『光線療法』という民間療法を施行する事を希望し主治医も許可しました。当初は在宅での施行を希望していましたが、退院当日に全身状態が悪化したため退院を延期して病室で『光線療法』する事になりました。医療スタッフは遠慮して家族、特に旦那さんが納得いくまで『光線療法』を最期まで病室で施行しました。2人とも満足でしたか？　最期は家族全員が見守る中静かな大往生となりました。良かったですね。ゆっくりお休みください。」

## 第188話　I氏　50代　女性　子宮がん

Iさんは〝子宮がん〟と診断されながら手術を含めた積極的ながん治療を拒否しました。2年間は自宅で生活していましたが、2年後に貧血症状を来して再来を受診しました。貧血の原因は子宮がんの進行で、この時は姑息的に手術を施行して抗がん剤治療になりました。しかしそれ以上の治療は拒否してBSCとなり我々に紹介がありました。面談の結果、療養の場所は自宅、症状の経過観察は緩和ケア外来の受診と設定していました。しかし時間の経過とともに倦怠感の増悪、嘔気・嘔吐があり、我々の緩和ケア病棟に入院となりました。

「Iさんの嘔気・嘔吐の原因はオピオイドの使用が原因で、中止する事により症状は消失して、この後は短期間ながら良い生活を送って頂きました。しかし、肝転移の急速な増大からがん性疼痛が増悪しました。嘔気の副作用が少ないと言われるオピオイドを含めて5種類使いましたが、いずれも嘔吐していました。がん性疼痛を優先するならオピオイドの使用、副作用の嘔気、嘔吐を優先するならオピオイドの減薬・休薬が必要でした。Iさんは良い意味で頑固者でした。最期まで命を諦めず代替療法（びわ灸）を頑張り、それを夫が最期まで支えていました。そんな自分を許す事が出来ていましたか？　耐えがたいがん性疼痛のため最終的には鎮静が必要であろうと考えていた矢先、排尿直後に呼吸状態が急変して夫の見守る中静かに呼吸を止めました。主治医としては最後の手段としての鎮静を施行しなくて良かったと感じています。家に帰ってゆっくりお休みください。お疲れ様でした。」

## 第１８９話　Ｊ氏　70代　男性　肝がん

Ｊさんは肝硬変、糖尿病で経過観察中に〝肝がん〟を発症しました。家族は最初から肝がんに対する治療を望まず、そのまま自宅で生活していました。３ヶ月後に包丁で自殺企図があるため、これ以上の在宅は困難と治療医に判断され、紹介があって我々の緩和ケア病棟にやって来ました。

「Ｊさんは『地元の大分に帰ってきて目的の半分は達成した。残りの半分は元気になって化学療法を再開する事』とおっしゃっていました。主治医は情報は参考にするけど信用しないと常に考えていますが、まさにＪさんもそうでした。自殺する素振りも見せず入院後のＪさんの顔の表情は穏やかで、娘さんも『今までこんなに穏やかな顔をした事がなかった』と言っていました。どちらかと言うと肝がんよりも肝硬変の末期の症状の方が強く、苦しい姿を見せないまま肝不全が進行し娘さんの見守る中旅立ちました。良かったですね。ゆっくりお休みください。」

## 第190話　K氏　80代　女性　卵巣がん

Kさんは〝卵巣がん〟で化学療法を受けていましたが、抗がん剤治療の中止を宣告され、「抗がん剤を中止するという事は、もう私は駄目ということですか?」の質問に対する治療医の答えが曖昧のまま、次回の化学療法の予定日を決めた上で我々の緩和ケア病棟にやって来ました。「Kさんの解決することが出来ない質問に、我々は援助的コミュニケーションスキルを駆使して、黙って長い間Kさんの訴えを聴いていました。苦しんでいる人は自分の苦しみをわかってもらえると嬉しいからです。緩和ケア病棟入院中に一度退院して治療医の化学療法を施行してきましたが、これが転換点となって肺感染症、敗血症、多臓器不全と進行していきました。Kさんは自分のしたい事が出来て満足でしたか?　そして我々はKさんの理解者だと思って頂けましたか?　答えはあの世で教えてください。そんなKさんは我々の1週間以内という予測をはるかに超えて43日間頑張ってくれた後、静かに旅立ちました。今はもうゆっくりお休みください。」

## 第191話　L氏　60代　男性　肺がん

Lさんは食事中に突然の右上肢麻痺となった事がきっかけで脳梗塞、その原因は〝肺がん〟によるトルソー症候群と診断されました。肺がんに対する標準化学療法を受けましたが効果がなく、これ以上の積極的な治療を中止すると治療医に宣告されて緩和ケアを勧められ、我々の緩和ケア病棟にやって来ました。

「Lさん本人は体調を整えて再び抗がん剤治療をする事が目標で緩和ケアは全く考えていない人でした。そんなLさんを家族も全力応援していました。42日間の緩和ケア病棟の生活の中でも随所にLさんらしさを感じました。頑張り抜いて痛いとか辛いとか一言も漏らさず、男らしい男の人でした。最期は息子さんの到着を待ってお孫さんを含めた大勢の家族に囲まれて旅立ちました。良かったですね。ゆっくりお休みください。そして抗がん剤治療したい理由は、入院当初におっしゃっていたように、やり残した絵画を完成する事だったのですか？」

Column 11

## 〝その時〟の少し前について（その1）
## ――生命の予後予測が月の単位と告知されてから

緩和ケアは普及してきたと言われていますがまだまだ不十分です。田舎に行けば行く程その傾向が強い気がします。昔気質の頑固な人も大勢いるためか、ちょっとくらい体調が悪くても病院を受診しないのです。その証拠に都会では珍しくなった進行がんも田舎ではまだまだ沢山います。病院を受診しないからです。診断がついた時には、もう生命の予後予測が2～3ヶ月と告知される事もザラではありません。こうした風習が強い地域では緩和ケアは『贅沢品』と思われているらしく、あそこに行ったら死なないと出てこられないと本気で思っています。本編の中でも大勢出てきましたが、従容として死出の旅路に赴く患者さんの何と多いことか！　そして家族のために自分は我慢している患者さんの何と多いことか！『緩和ケア病棟は自分の思うような死をデザインする場所ではない。痛みの少ない快適な生活の中で、最期の魂の成熟をする場所であり、魂の孤立を癒すところです』。緩和ケア病棟に入院して、我々と話してみませんか？「話す」とは「放す」事です。抱えていたものを手放してスッキリしませんか？　また「話す」とは「離す」事です。内面にあったものを言葉にして、体外に出して距離をつくり自分を客観視しませんか？　きっと気づくことがたくさんあると思います。

実際に緩和ケア病棟で働いてみると緩和ケアはいくら早くても早すぎることはありません。やっと政府も「診断された時からの緩和ケア」を考えるようになりました。最終段階になってからでは出来る事もできなくなるからです。緩和ケアはやりたい時がやり時です。いくら早くても早すぎる事はありません。他の病院の緩和ケア医と「もっと早く送ってきてくれれば良かったのに！」と話す事がよくあります。しかし治療医の立場からすれば、家族から治療をせがまれれば、患者さんや家族の期待に応えたいと思うでしょう。効果が薄いとわかっていても治療しないわけにはいかないでしょう。柏木哲夫先生が言う「引っ張り症候群」の患者さんにも緩和ケア医としてする事が沢山あります。がんに負けるとはがんが治る・治らないではなく、人生の意味を考える事なく無気力になる事と考えています。『心的外傷後成長』と言って折れた心は再生する、がんだけど幸せと感じられるのです。本編でも出てきたように自己成長していく患者さんは大勢います。

そして市民の皆さんにも伝えたい事があります。

田舎で体調が優れない人がいると、こう言われるそうです。「あのうちは○○さんの体調が悪そうだけど病院にも見せないのか？」と。そうではありません。その人自身が住み慣れた家で生活したいと思っているのです。決して死ぬために家に帰っている訳ではありません。生きるためです。家族の介護疲労も計り知れません。患者さんは家族が支える、その家族は地域のコミュニティの皆さんが支えませんか？　そんなコミュニティが出来ると良いですね！

# 第12章　自宅で生活したい

## 第192話　A氏　40代　男性　肺がん

Aさんは最終段階の〝肺がん〟として紹介を受け面談の結果、療養の場所は自宅、主たる介護者は母親、症状の経過観察は我々の緩和ケア往診と訪問看護師とを導入して緩和ケアをスタートしました。自宅では胸腔穿刺して胸水を約2、000㎖除去したり、オピオイド持続皮下注射による疼痛コントロールしたりして穏やかな生活を6ヶ月続けてきました。最後の往診から4日後に突然家族全員をベッドサイドに呼んで「今まで頑張ってきたからもう良いでしょ！」と気持ちの同意を家族に求め、我々の緩和ケア病棟に緊急入院となりました。

「Aさんとは在宅も含めて半年以上の付き合いでした。この間母親の介護で満足な生活を送っていると我々は信じていましたが、まさか『もう良いでしょ！』とまで思い詰めているとは思いませんでした。たしかにAさんの希望と現実には大きな開きがあり苦しみがある事は理解していましたが、本当の意味で共感が出来ていなかったのだと反省させられました。Aさんとは在宅往診時に、家族同席のもと、治療抵抗性でコントロールが困難な呼吸困難やがん性疼痛が出現すれば持続的な深い鎮静を望んでいる事をあらかじめ家族と我々医療スタッフに伝えていました。入院後にあらゆる手段を講じましたが、症状コントロールが解決困難なためスタッフでカンファレンスした結果、Aさんの希望を受け入れ、家族の同意を確認して鎮静の導入となりました。その3日後に静かに穏やかに母親が見守る中永眠されました。これで良かったですか？　ゆっくりお休みください。」

## 第193話　B氏　60代　女性　大腸がん

　Bさんは初診時の時点で既に肝・肺に転移を伴う〝進行大腸がん〟と診断されました。1年以上抗がん剤治療を繰り返しましたが、がんは小さくならず手術も出来ず、BSCとなった時点で我々に紹介があり面談の結果、療養の場所は自宅、症状の経過観察は緩和ケア外来の受診と設定し、自宅で過ごしていました。そして倦怠感の増強から我々の緩和ケア病棟に入院となりました。

「Bさんは本人と家族がやって来て緩和ケア面談しました。その時『今まで夜寝るのが怖かった。今は心から安らかに横になって眠りたい』と言って歩いて自宅に帰りました。その2日後に緊急入院となってしまいました。既に転換点を超えていて、面談時とはまるで別人のような顔貌でした。血小板も1・1万しかなく、家族に生命の予後予測が日にちの単位と伝えました。その時家族は割と淡々とした印象があり聞いてみると、『母親ががんになって娘3人で真剣に考えてきました。いつかはこの時が来ると思い、悔いがないように母親と過ごしてきました。むしろがんになってきちんとお別れが出来た事を感謝しています』と話してくれました。それから3日後娘さん3人に見守られながら静かに旅立ちました。良かったですね。ゆっくりお休

みくださ い。Bさんはギリギリまで自宅で生活したかったのですね。」

**第194話　C氏　50代　女性　左下腿平滑筋肉腫、急性骨髄性白血病**

Cさんは肺に転移を認める最終段階の〝平滑筋肉腫〟として紹介を受け、緩和ケア病棟で症状コントロールし、リハビリでADLが拡大できたため療養の場所は自宅、症状の経過観察は往診、訪問看護の導入と設定していました。その後1年間は自宅で充実した生活ができていました。ある日の往診で発熱と喀痰がからむ呼吸苦とを訴え2回目の緩和ケア病棟入院となりました。

「Cさんは2回目の緩和ケア病棟の生活はわずか4日間のみでしたが、その前1年間往診医として自宅での付き合いがありました。Cさんは治療医から無理と言われた在宅生活を1年間頑張り、その間には娘さんの結婚式にも参列し、お孫さんの顔まで見る事が出来ました。あどけない赤ちゃんの顔を住み慣れた自宅のベッドでのぞき込むCさんの笑顔が印象的でした。亡くなる直前まで自宅で生活できて良かったですね。最期も大勢の家族に見守られながら苦しむ事なく旅立ちました。ゆっくりお休みください。」

**第195話　D氏　70代　女性　小腸がん**

Dさんはふるさとを離れ、福岡の大学病院で〝小腸がん〟を治療してきました。しかし治療効果がなくなり古里に戻って自宅で家族と穏やかな時間を過ごしてきました。「何か症状が変化すれば入院をお願いします」と大学病院の紹介が我々にあったため、突然急激な腹痛に襲われ救急車で我々の緩和ケア病棟に緊急入院となりました。

「Dさん、長い闘病生活お疲れ様でした。Dさんは身体こそ細いけど芯はしっかりした『おしん』のようだと、たった1日の入院生活でもわかりました。外来での検査結果の説明は聞きたくないと拒否したため、本人には結果を伝えませんでしたが、自分の深刻な症状はしっかり受容しているように感じました。その上で在宅を決意し、その意思を曲げなかった事はとても立派です。最後の最後まで在宅で頑張り緊急入院した時は手足の末梢に湿潤・冷汗がありショック状態でした。たまたま帰省していた息子さんが深刻な症状に気がつき救急要請、息子さんが娘さんやDさんの兄弟に連絡し大勢の家族が看取りに間に合いました。最期はとても賑やかでした。これこそがDさんの生きた証ですね。良かったですね。ゆっくりお休みください。」

## 第196話　E氏　80代　男性　肝がん

Eさんは最終段階の〝肝がん〟として紹介を受け、緩和ケア病棟に入院してがん性疼痛のコントロールした後、療養の場所は自宅、肝がんの症状の経過観察は主治医の方から自宅に出向く訪問診療と設定しました。その療養開始2週間後に往診したタイミングで呼吸状態の悪化を認め、緩和ケア往診医である筆者が救急要請して緩和ケア病棟に連れて帰り緊急入院となりました。

「Eさんはギリギリまで在宅生活を楽しむ事が出来ました。訪問リハビリや訪問看護師の前では良いところを見せようと頑張っていると聞いていましたが、その実きつかったのですね！細部にわたるまで自分の死後の葬式の事などを指示していたと聞いています。人生の最終段階である事を受容できていたのですね。往診した時にあまりの呼吸の悪さにびっくりしました。それでも入院したくないとEさんは拒否していましたが、奥さんの疲労感もピークでしたので無理矢理説得しました。ごめんなさい。これで良かったですか？　それとも在宅看取りの方が良かったですか？　最期は愛する奥さんを中心とする家族の見守る中での永眠。良かったですね。ゆっくりお休みください。」

## 第197話　F氏　60代　女性　肝がん

Fさんは一度我々の緩和ケア病棟で〝肝がん〟の疼痛コントロールを達成した後、緩和ケア外来で2週間に一度経過観察していました。その経過中に新たな骨転移が明らかとなり、急に呼吸困難を訴え緩和ケア病棟に緊急入院となりました。

「Fさんは典型的な日本のお母さんです。家族と過ごせるひとときをとても大切にしていました。在宅の間、家族で和歌山に旅行に行ったそうです。このように弱音も吐かず、亡くなる3日前まで自宅で生活していました。入院後は鎮静を自分で決意して、鎮静開始前に家族に感謝の言葉、お別れの言葉を言いました。立派な大往生でした。家族もお孫さんの世代まで大勢が見守りました。小学生のお孫さんがそっとFさんの左手を握りしめていたのが印象的でした。

これもFさんの人徳ですね。良かったですね。ゆっくりお休みください。」

**第198話　G氏　80代　女性　歯肉がん**

Gさんは最終段階の〝歯肉がん〟として紹介があり、療養の場所は自宅、我々の緩和ケア外来の受診で症状の経過観察していました。約1年間自宅で生活していましたが、夫がGさんの呼吸状態が荒い事に気づき、我々の緩和ケア病棟に緊急入院となりました。

「Gさんは歯肉がんという目に見えるがんが最終的に頬壁を貫いて水分や食物が頬から漏れたりこぼれたりする状態になるまで自宅で過ごす事が出来ました。すごい底力ですね。幸いに呼吸困難感にはオピオイドが良く効いて、その後は献身的な夫の支えもあり良い時間を27日間緩和ケア病棟で過ごす事が出来ました。夫はGさんの症状を良く理解していてGさんに望む事は①痛みがない事、②人間らしく自然に、という思いでした。望み通り最期は自然に、静かに旅立つ事が出来ました。良かったですね。ゆっくりお休みください。」

**第199話　H氏　80代　女性　乳がん**

Hさんは〝乳がん〟に対する抗がん剤治療の効果がなくBSCとなって我々に紹介がありました。面談の結果、療養の場所は自宅、我々の緩和ケア外来受診で症状の経過観察していました。次第にがん性疼痛が強くなり外来受診したその日に緩和ケア病棟に入院となりました。

「Hさんは臼杵の貴婦人でした。疼痛コントロールが出来たため臼杵に帰りたいHさんの希望があり、その願いを叶えようと家族を説得し、あらゆる社会資源の投入を提案しましたが、独居である事がネックとなって実現出来ず最期まで74日間をそのまま緩和ケア病棟で過ごす事になりました。しかしその分家族、特に筑波にいる息子さんも毎週末帰省してHさんと良い時間を過ごす事が出来ました。がんの進行は年齢に関係なく凄まじく、腋窩リンパ節は小児手拳大まで腫れ上がっていましたがHさんらしさはまったく失われませんでした。最期は息子さんが駆けつけて看取って頂きました。良かったですね。ゆっくりお休みください。」

## 第200話　I氏　70代　男性　膀胱がん

Iさんは前医にて一方的な〝膀胱がん〟の告知を受け、涙を流しながら退院したと聞いています。在宅では活動的な事は出来ずにベッドに横たわっている時間が長かった由。そんな中、トイレに行けば息上がりしたり、食欲がなくなったりするのが不安になって我々の緩和ケア病棟に入院となりました。

「Iさんは東北人らしく粘り強い性格で自分の弱みを他人に見せる事は決してありませんでした。緩和ケア病棟に入院してから、呼吸困難感やオピオイドによる眠気の改善に努めた結果、眠気は改善、息上がりの増悪もなく再びIさんは在宅志向が高まっていきました。家族もこれに応えて在宅を応援してくれていました。我々も地域の社会資源を最大限に活用し、Iさんの在宅希望を叶えるように努力しました。退院前の検査をしてみると、新たな肺転移や既知の肝転移の急速な増大を認め倦怠感が強い事から、退院を外泊に切り替えて準備していました。しかし外泊すら間に合わず20日間の緩和ケア病棟での生活を静かに終了しました。亡くなる12時間前にも立ってトイレに行くほどの精神力でした。古里の山形まで帰せなくてごめんなさい。ゆっくりお休みください。長い闘病生活お疲れ様でした。」

## 第201話　J氏　80代　女性　卵巣がん

Jさんは最終段階の〝卵巣がん〟がん性腹膜炎の診断で紹介があり、面談の結果、療養の場所は自宅、症状の経過観察は緩和ケア外来受診と設定して緩和ケアをスタートしていました。日が経過するにつれ、外来受診時に呼吸困難感を訴えるようになり、①呼吸困難感のコントロール、②在宅酸素、訪問看護、訪問リハビリの導入を目的として緩和ケア病棟に入院となりました。

「Jさんは家族、医療スタッフの皆が大好きでした。我々もJさんが大好きで、呼吸困難感のコントロールがついたら、在宅酸素と訪問看護とを導入して退院して頂く予定でした。しかし退院を躊躇している間に緩和ケア病棟での生活が81日間と長くなり、病気の進行には勝てず、在宅の願いむなしく大勢の家族に看取って頂く事になりました。ごめんなさい。緩和ケアはやりたい時がやり時だと常に思わされます。長い間お疲れ様でした。ゆっくりお休みください。」

## 第202話　K氏　70代　男性　前立腺がん

Kさんは最終段階の〝前立腺がん〟として紹介を受け、面談の結果、療養の場所は自宅、症状の経過観察は緩和ケア外来の受診と設定して緩和ケアをスタートしました。前立腺がんの多発骨転移、骨転移から腰椎浸潤がある中での自宅生活です。疼痛が増強してくるのも自然な話で、Kさんも入院する事を承諾したため疼痛コントロール目的で我々の緩和ケア病棟に入院となりました。

「Kさんは誰よりもお孫さんが大好きでした。入院後に疼痛コントロールが達成できると、まずKさんがした事は、お孫さんやその他の家族に自分の大事なメッセージを伝える事、残す事でした。主治医にも気を遣って頂き『立派な先生、先生がいなければこの病院には来なかった』との言葉を亡くなる日の朝に頂きました。こうして穏やかな生活を47日間緩和ケア病棟で過ごして静かに旅立ちました。念願だったメッセージを家族に伝える時間がとれて良かったですね。ゆっくりお休みください。」

## 第203話　L氏　60代　女性　胆管がん

Lさんは腰痛をきっかけにがんが胸椎に転移している事がわかり、原発は〝胆管がん〟と診断されました。化学療法を8ヶ月続けてきましたが、効果がなくBSCとなり我々の緩和ケア病棟にやって来ました。

「LさんはBSCとなった時、在宅にて往診、訪問看護の希望がありました。しかしご主人は疼痛コントロール目的での入院を希望していました。Lさん本人、ご主人や家族を含めてSHARE-CSTを用いて療養の場所を調整しました。この時Lさんが何か言いたい気持ちがある事を主治医は察知しましたが、十分な時間が取れず、また家族の前では自分の気持ちを話して頂けませんでした。日を変えて面談する事をLさんと約束しましたが、この頃より急激に全身状態が悪化し、看取りになる事を覚悟した家族はLさんに寄り添い、わずか21日間でしたが良い時間を家族と過ごして頂きました。そして最後まで眉間にしわを寄せることなく家族が見守る中静かに旅立ちました。何か言いたいと察知した時はすべての予定をキャンセルしてでも傾聴すべきと思い知らされました。ごめんなさい。今はもうゆっくりお休みください。」

## 第204話　M氏　50代　女性　乳がん

Mさんは最終段階の〝乳がん〟として紹介を受け療養の場所を自宅、症状の経過観察を緩和ケア外来の受診と設定して緩和ケアをスタートしていました。外来受診を続ける中、次第に全身倦怠感が増強してきたため症状コントロール目的で我々の緩和ケア病棟に入院となりました。「Mさんの倦怠感という症状は比較的容易に改善し、自宅退院に向けて調整をしていました。そんな時、PSVTという不整脈発作を発症しました。本来なら電気的治療の適応がありましたが、最初は内服薬で改善していました。しかしMさん自身に『このまま病院にいると死んでしまうのでは!?』という不安が生まれ、焦りからかますます在宅願望が強くなりました。こんな中孫の顔を見たいという願望を持ったまま、果たす事がかなわず、いつもの家族に見守られながら23日間の緩和ケア病棟での生活を静かに終えました。何もかもこれで良かったですか？あっちの世界でお孫さんを見守ってくださいい。長い間、お疲れ様でした。ゆっくりお休みください。」

## Column 12

## “その時”の少し前について（その2）
## ――近しい人が医師から緩和ケアを勧められた時

あなたの近しい人が緩和ケアを勧められたら、あなたはどうしますか？　あなたは緩和ケア病棟にどんなイメージを持っていますか？　緩和ケア病棟で働いてきて多くの最終段階にある患者さんを見てきた立場で言うと、最初から緩和ケアを納得して入院される方は、まだまだ少数派です。多くの方は、緩和ケアはまだ早い！　緩和ケア病棟に入院するとは死ぬ準備に行く事！　と考えています。一般の方々や老人会での講演会でも、緩和ケアの理解は薄いと感じます。死に対する考えをお伺いすると、特に老人会に多いのですが、「自分はいつ死んでも良い」とおっしゃる方がほとんどです。自分はまだまだ死ぬはずがないと思っているからこそ、いつ死んでも良いと言えるのです。その方が、「本当にこれで死ぬかもしれない」体験をして初めて生きたいと思うようになる事が多いようです。実際に、最終段階のがん患者さんは一人も「いつ死んでも良い」とは考えていないからです。そしてがんだけが、自分を見つめ、考える時間が与えられるからです。お坊さんの袴田俊英さんは「命は失われるからこそ尊い！　死んで成仏するとは仏になるために人格を完成させる事。」と言っています。昔は村の共同体のルールを守らないと村八分になっていました。しかし残りの二分はどんな事があっても助け合ったのです。それは『葬儀』の時と『火事』の時。我々緩和ケアのスタッフは最期の時といえる『葬儀』の前段階で助け合い、人格を完成させるお手伝いが出来たらと考えています。大袈裟にその事を誇張するでもなく、緩和ケアのスタッフと支え合いながら淡々と行っていく心境です。どんな形でも緩和ケア病棟に入院して我々と一緒に生活していくと、自己成長していく患者さんが大勢います。ここまで読み進めて頂いた読者にはもうおわかりだと思いますが、あなたはこんな病棟に入院するのが嫌ですか？　自信を持ってあなたやあなたの近しい人に緩和ケアを勧めて欲しいと思います。

そして緩和ケアを紹介されて緩和ケア面談に臨む医師としての心構えを述べておきます。前にも述べたかもしれませんが、情報は参考にするけど信用していないという事です。まずは医学的な血液検査や画像検査などの情報、患者さん自身の人生の情報、家族の情報を把握します。その上で患者さん本人の希望に寄り添いたいと考えています。1回の面談では心を割って話してくれる患者さん、家族は多くありません。そこは入院してからでも遅くはありません。大事な事は、患者さんの言葉は氷山の一角です。海面下に隠れている氷山の本体である背後の感情です。聞き手がアンテナを張り巡らしていないとそこをキャッチする事が出来ません。自分を客観視して得られた患者さん自身も気づいていないかもしれない感情に寄り添っていくのです。それにはコミュニケーションスキルが必要です。緩和ケアを始めるのに、いつでも早すぎる事はまったくありません。

# 第13章　そして在宅看取りへ

## 第205話　A氏　70代　男性　前立腺がん

Aさんは最終段階の〝前立腺がん〟として紹介を受け、がん性疼痛や倦怠感などの症状コントロールしながら都合3回の緩和ケア病棟の入退院を繰り返しました。入退院を繰り返す中で、Aさんは次第に家族に感謝の言葉を発したり、在宅志向が強くなったりと初回の入院時とは異なる行動変容を見せていました。Aさん自身が自分の病気を理解し、深刻である事を理解した結果と思われました。そんなAさんの気持ちを家族に伝え協力を依頼しました。ただ「頑張れ、頑張れ！」や「食べろ、食べろ！」は禁句で、そんな言葉がけによってAさんは一人で病気と闘うことになる事を家族も良く理解してくれ、奥さん・看護師の娘さんが在宅看取りまで決意してくれました。ただしAさん本人は死ぬために家に帰るのではなく自宅で生活したい一心です。

「Aさんは自ら病気に対する考え方を変えて感謝の気持ちを表現する事が多くなりました。その気持ちに家族も応えて在宅で生活できて良かったですね。かいがいしく看病する奥さんの気持ち、行動に息子さんたちも応えて名古屋から息子さんが帰省して、お孫さんまで含めた大勢の家族が見守る中、自宅で穏やかに旅立ちました。良かったですね。ゆっくりお休みください。」

## 第206話　B氏　20代　女性　悪性脳腫瘍

Bさんは痙攣発作をきっかけに若くして〝悪性脳腫瘍〟と診断されました。3回の開頭手術や放射線治療を受けてきましたが、再発を繰り返し一旦緩和ケア病棟に入院して症状コントロールした後、療養の場所を自宅に変更し、訪問診療・訪問看護を導入して経過を観察していました。

「Bさんは最後、家に帰って親孝行しました。往診すると普段のBさんの生活の様子がよくわかりました。成人式に撮影した写真が飾っていました。着物姿がまぶしかったです。自宅では両親に長い時間、介護負担をかける訳でもなく、Bさんも苦しそうな顔をする事もなく旅立ちました。母親は淡々としていましたが、父親は泣きくずれていました。人間の寿命は生きた長さではなく十分生ききったと思う時が寿命です。ゆっくりお休みください。」

亡くなって3週間後、Bさん宅にお邪魔して仏壇に手を合わせた時の母親の言葉です。

『まだ気持ちの整理がつきません。主人はいつも仏壇前で娘に話しかけています。私も寝ている時よりも娘と一緒に働いていた時の事を思い出します。先生方には良くして頂きました。ちょうど次回の往診の日がお葬式の日になってしまいました。短い間でしたが、家に連れて帰り皆で食卓を囲んで話した事が思い出です』

## 第２０７話　Ｃ氏　40代　女性　卵巣がん

Ｃさんは月経痛をきっかけに〝卵巣がん〟と診断されました。根治手術を施行した後、標準化学療法を1年間続けてきましたが抗がん剤の効果がなく治療医からＢＳＣを宣告されて我々に紹介がありました。面談の結果療養の場所を自宅、症状の経過観察を訪問診療・訪問看護と決めて自宅に帰りました。

「Ｃさんは家族の思い出作りのため、小学生の子供たちと1分でも長く一緒にいたいと在宅を選択しました。1分でも一緒にいたいはずなのに学校に行って留守にする事は喜んでいました。その分子供が家にいる時は甘えて甘えられていたようです。わずか10日間の自宅療養でしたが、最期は旦那さんが休みの日を選び、息子さん達が学校に行っている間を選んで静かに穏やかに旅立ちました。連絡を受けて学校から帰ってきた息子さんは泣きじゃくっていましたが、自分の事より家族の事を一番に考えるＣさんの姿は子供達も目に焼き付けたはずです。今はゆっくり休んで、あっちの世界から家族を見守ってください。長い間お疲れ様でした。」

## 第２０８話　Ｄ氏　40代　女性　悪性脳腫瘍

Ｄさんは最終段階の〝悪性脳腫瘍〟として紹介を受けました。一度緩和ケア病棟に入院してＤさんの全身状態を把握した後、娘さんとの思い出作りのため退院しました。３週間後に発熱のため再入院となりましたが、発熱は簡単にコントロール可能で自宅での時間を家族で共有したいというＤさんの希望を受け入れ退院、訪問診療になりました。家族は在宅看取りまでは視野に入れていませんでしたが、家族の負担が大きくなればいつでも緩和ケア病棟の入院を保障しました。こうして2回目の在宅療養が始まりました。

「Dさんは主治医の見る限りとても自然で穏やかでした。自宅で生活できた時間はわずか4日間でしたが、こんなに穏やかに旅立ち、両親、夫、子供たちがそろう中で旅立ちが出来て良かったですね。訪問看護のKさんも看取りを手伝ってくれました。ありがとうございます。人間は生きたように死んでいくと言われていますが、まさにその通りだと思います。ただ保育園に通う娘さんが、玄関を開けた時には笑顔で主治医を迎えてくれましたが、死亡宣告した後は日を合わせてくれませんでした。保育園児ながら頭の中では母親の死がわかっているように思いました。このお別れが娘さんの今後の人生の糧になると良いですね。今はもうゆっくりお休みください。」

**第209話　E氏　80代　男性　胆管がん**

Eさんは最終段階の〝胆管がん〟として紹介を受け、症状緩和のため減黄処置を繰り返していました。一般病棟に入院していましたが、治療医から「もう治療する事はない。治療しないなら退院してくれ！」と言われ、治療の継続を強く望む家族が希望して我々の緩和ケア病棟にやって来ました。転棟後は症状が安定しており、この良い時間を緩和ケア病棟で過ごすことはもったいない事を家族に説明しました。家族もこれを受け入れて療養の場所を介護施設に変更、経過観察を主治医がそのまま訪問診療、訪問看護を導入して行う事としました。

「Eさんは施設で7ヶ月間良い時間を過ごす事が出来ました。施設の前を通る豪華列車『ななつ星』を毎日見下ろし、近くの家族は勿論、東京の息子さんも時々帰省し会話を楽しんでいました。息子さんとのコミュニケーションの方法は毎日の電話による音声だけでなく、近況報告の手紙もありました。Eさんは犬飼一の幸せ者です。大勢の家族、息子さんたち夫婦がローテーションを組んで看病して頂きました。これもEさんが深い愛情を家族に注いだ結果ですね。家族も良くそれに応えてくれました。Eさんの希望通り犬飼での大往生、しかも大勢の家族が見守り施設職員も加わる中での自然な静かな旅立ちが出来て良かったですね。ゆっくりお休みください。」

## 第210話　F氏　70代　男性　肺がん

Fさんは〝肺がん〟と診断され、化学療法を受けてきましたが1年経過しても2年経過しても全く抗がん剤に反応せずBSC方針となって我々の緩和ケア外来に紹介がありました。面談の結果、療養の場所を自宅、症状の経過観察を緩和ケア外来受診、外来受診するのもきつくなったら訪問診療、さらにきつくなったらいつでも入院出来ることを保障して在宅療養を開始しました。

Fさんの在宅の期間は7ヶ月に及びました。最期の2ヶ月は訪問診療になりましたが、外来と往診とでは全くFさんの顔は異なり、自宅では普段の穏やかな生活の様子をうかがい知る事が出来ました。庭の花壇が見渡せる景色の良いリビングで1日のほとんどを過ごし、飼い猫が応援していました。
「Fさんは男として最高に幸せです。自分が望んだように自宅で過ごす事が出来ました。これも献身的な奥さんのおかげですね。最終段階が近づくにつれFさんの顔貌が変貌していき、ついには奥さんに生命の予後予測は日の単位と告げました。それでも奥さんは入院を希望されず、自分が看取る事を決意しました。亡くなるその日の朝まで会話していたそうです。『呼吸していないようだ』と訪問看護師に連絡があり主治医が自宅で死亡を確認しました。看取り往診時には顎関節が硬直していた事から、朝の会話がFさんの最期の別れの挨拶だったのですね。今回も夫婦の絆の強さを見せつけられました。良かったですね。ゆっくりお休みください。」

Column 13

## 言葉──エンディングノートの書き方

皆さんはアドバンス・ケア・プランニング（以下ACP）とエンディングノートの違いがわかりますか？　大まかに言えばどちらも事前指示書になります。しかしエンディングノートは自分の意思を記録して残しておく手段に過ぎません。事前指示書の目的は自分の意思に関して家族と話し合う事です。これが「人生会議」即ちACPです。家族との話し合いがなければ、せっかく自分の意思をあらかじめエンディングノートに書いてあったとしても、その存在を知らなければ家族はどのように対応したら良いかわかりません。意思を伝える事が出来なくなったあなたの愛する人の意思を推定する人は誰ですか？　救急の現場ではなおさらです。「気管挿管しますか？」「延命治療しますか？」「気管切開しますか？」「胃瘻をつくりますか？」等と矢継ぎ早の質問にあなたが直ちに答える事が必要になります。

ＡＣＰとは、「将来の意思決定能力の低下に備えて、患者さんやそのご家族とケア全体の目標や具体的な治療・療養について医療者を含めて話し合う過程（プロセス）」とされています。簡単に言うと『もしものための話し合い』ですが、決して遺書ではありません。その証拠にこの話し合いには医療者も含まれ、①1回で決めない、②一人で決めない、③医療者の言いなりにならない、④キーパーソンに負担をかけないという原則があります。自分の意思を表明し、決定して実施できるようにする事です。

では、具体的にはどうすればいいのでしょうか？　普段から家族の性格・考え方を把握して風通しの良い関係を構築しておく事です。一つの答えは、まだお互いが元気で認知症でない時期に家族が一同に集まる正月やお盆などに皆で話し合ってエンディングノートを書いてみませんか？　1年に1回でも良いのです。1回で完成させなくても構いません。書ける所から書いていきましょう。次の年には考えが変わっても良いのです。繰り返し行う事が肝要です。そしてエンディングノートを託す人を決めておきましょう。そうすると、いざ自分の大切な人が意思を伝える事が出来なくなっても、あなたがその意思を推定する事が可能になります。厚生労働省の意識調査（２０１４年度）では、エンディングノートの主旨に賛成する人が70％います。しかし実際に家族と話し合いをした事がある人、あるいは書面に記載している人の割合、即ちＡＣＰの割合はわずか３％です。普段付き合いのない遠い親戚がやって来て皆さんの決定を覆す事は、医療の現場では良くありません。そんな事がないように自信を持って悔いが残らないようにあなたが愛する人の意思を推定しましょう。そして繰り返しエンディングノートを記載している人たちの意識調査では『死』についての学びを深めたいと考えるよりも『幸せな生き方』を考える機会になったと考える人が圧倒的に多いのです。

エンディングノートは書店で販売していますが、各自治体にて無料で配付しています。

## 私のこれから

この本を執筆するきっかけとなった出来事があります。それは2019年春に勤めていた緩和ケア病棟医師を退職した事です。医師になって以来今まで1日24時間、365日患者さん達の命を預かってきました。この責任感から解放された安堵感と物足りなさを現在感じています。そして退職して気づいた事が沢山あります。①自分は何者なのか？　本当に自分は好きで緩和ケアをしていたのか？　②これからの自分の人生を捧げる最期の社会貢献とは何か？です。その中で一つだけやり遂げようと思った事は、緩和ケア病棟で出会った素晴らしい患者さん達、ご家族の方達の記録を残そうとする事でした。幸いに最後のカルテ記録を緩和ケア病棟で亡くなったすべての患者さんに残していました。そうしてできあがったのが本書です。本書は今までの患者さんとの出会いに感謝して、本書に記載された患者さんも、記載されなかった患者さんにも捧げたいと思います。

今後1年間は力をためて自分に投資します。何かを始める時に遅すぎる事は決してありません。やりたいと思った時がやり時です。そして現在の活動内容を記します。NPO法人「大分ことばの処方箋」を立ち上げる事。主たる事業は以下の4つです。

①　がん哲学外来「大分ふぐカフェ」の実施（既に立ち上げて実施中です）　多くの人は、自分自身または家族など身近な人ががんにかかった時に初めて死というものを意識し、それと同時に、自分がこれまでいかに生きてきたか、これからどう生きるべきか、死ぬまでに何をな

すべきかを真剣に考えます。一方、医療現場は患者の治療をすることに手いっぱいで、患者やその家族の精神的苦痛まで軽減させることはできないのが現状です。そういった医療現場と患者の間にある『隙間』を埋めるべく、順天堂大学の樋野興夫先生が「がん哲学外来」を創設されました。現在まで日本各地に50近いカフェが開設されています。大分でも2019年11月に第1回目のがん哲学外来「大分ふぐカフェ」が開催されました。

②　アドバンス・ケア・プランニングの地域コミュニティでの普及　コラム12でも書きましたが、自分の意思を示す事が出来なくなった時、代わりに推定意思を探る事はとても難しいものです。治療法をめぐる意思だけでなく、遺産・遺品の整理に関するものも残された人たちには大変な作業です。あらかじめこれらの問題を解消しておきませんか？　『もしバナ』ゲームなどで楽しみながら地域のコミュニティに出かけていって出前講座を開催します。ご希望があればご連絡ください。

③　折れない心を育てるいのちの授業の展開　小澤竹俊先生が主催するＥＬＣ協会が展開するプロジェクトの一つです。自分なりに小学生バージョン・中学生バージョン・高齢者バージョンを用意しました。

④　苦しんでいる人とのコミュニケーション　言わずもがなの活動です。

以上が今日現在の心境です。１年後の自分に会うのがとても楽しみです。

# あとがき

改めて当時のカルテ記録を読み返し、文章にするとありありと当時の思い出が走馬灯のようにめぐってきます。近くで死を見てきて感じる事は以下の３つです。

① 凡事徹底している人は穏やかに見える。

② 精神力が強い人、頑固な人は長生きする。

③ 死出の旅路に赴く『古風な人』、『大和撫子』、『おしん』が多い。

患者さんにはそれぞれの壮大な人生の物語があります。たかだか平均30日前後の入院期間にもかかわらずその人自身の歩んできた物語がわかります。その最終段階に関わるありがたさ、患者さんが教えてくれる人生の意味を主治医として感じ取りました。そういう素晴らしい人生を皆様に紹介したく、ペンをとりました。

〝認知症〟や〝うつ病〟〝せん妄〟などの精神疾患で言語的なコミュニケーションがとれなくても、また家族の協力がない人でも、人生の最終段階にいる人たちを看取るのは我々の緩和ケア病棟しかないとの信念で、分け隔てなく患者さんを受け入れてきました。人間は皆人間で同じです。言語的コミュニケーションがとれなくても非言語的コミュニケーションで十分です。同じようにその人の人生の物語がわかります。５００人の患者さんがいれば５００人の考え方、生き様があります。治療を選択しても選択せずに拒否しても本人・家族はそれがベストの選択と思えば多様な価値観を受け入れます。〝認知症〟であろうが〝うつ病〟であろうが〝せん妄〟

であろうが人間としての苦しみは変わりありません。その苦しみは解決できない苦しみであっても、苦しみに一緒に向き合うことが、緩和ケアの一番大切な要素だと考えています。

『はじめに』でも書きましたが、緩和ケアの祖、C.ソンダースも著書に記しています。「私達が死に逝く人自身から死について教えられる時、彼らが私たちに提示しているのは、人生の意味についての何かである。だから、この仕事の魅力に限りはない」と。またミルトン・メイヤロフはケアの本質として次の2つをあげています。

① ケアの双方向性：ケアを提供している一方、患者からもケアされている。
② 共に成長する関係：患者さんも自己成長するが、ケアを提供する医療者も共に成長する事が出来る。

この本を読んでくださった読者も、拙い文章ですが、著書の患者さん像から『人生の何か』を感じて頂けたら、そして緩和ケアに抱いている概念を一新して頂ければ幸甚です。

筆者の緩和ケア医師として強い影響を与え、数々の名言を引用させて頂いた淀川キリスト教病院理事長：柏木哲夫先生、ケアタウン小平クリニック院長：山崎章郎先生、めぐみ在宅クリニック院長：小澤竹俊先生に深く感謝いたします。

最後になりますが、くじけそうになる筆者をまるで緩和ケアして頂いている様な感覚で寄り添い、適格なアドバイスを頂いた株式会社幻冬舎ルネッサンス新社編集部近藤碧様をはじめ、編集スタッフの皆様に深く感謝します。有り難うございました。

〈著者紹介〉

林 良彦(はやし よしひこ)

フリーランス緩和ケア医師。

1981年３月九州大学医学部卒業。

第１外科に入局後は手術で「切って切って切りまくる生活」を続けてきた。しかし、患者さんの生命の予後は手術の成否によるものではなく、元々持っていた患者さんの寿命に従うだけだと気づき、外科医になってから27年後に緩和ケア医に転身した。

今では緩和ケアは自分の天職と考えている。

カバーイラスト：喜友名朝矢


最後《さいご》のカルテ記録《きろく》

2020年4月7日　第1刷発行

著　者　　林良彦
発行人　　久保田貴幸

発行元　　株式会社 幻冬舎メディアコンサルティング
〒151-0051　東京都渋谷区千駄ヶ谷4-9-7
電話　03-5411-6440（編集）

発売元　　株式会社 幻冬舎
〒151-0051　東京都渋谷区千駄ヶ谷4-9-7
電話　03-5411-6222（営業）

印刷・製本　シナジーコミュニケーションズ株式会社
装　丁　　江草英貴

検印廃止



Printed in Japan
ISBN 978-4-344-92743-8 C0047
幻冬舎メディアコンサルティングHP
http://www.gentosha-mc.com/